JN003781

誰も知らない紅茶の秘密

沼田治

幻冬舎ルネッサンス新書
223

はじめに

私は昨年から法政大学で非常勤講師として、教養生物学を講義しています。その講義の中で、紅茶高分子ポリフェノール、MAFの素晴らしい能力について紹介しました。学生の反応は予想以上で、多くのことを教えられました。その中で一番胸に応えたのは、そんなに素晴らしい効果があるのに、なぜアピールしないのか？　学会で発表したり、専門誌に発表しても、一般の人々には何も伝わらない。多彩なコミュニケーション手段がある時代なのにもったいない。

高齢者の生活改善、メタボリックシンドロームの予防も大切だが、若者にもアピールできる素材であるのに、可能性を自ら限定しているように見える。紅茶というのは、皆があまり注目していないけど、大きな付加価値があることをうまくアピールすれば、大化けする可能性がある。若い女性が関心を持つような仕掛けも可能じゃないか！　あまりにも工夫が足りない云々。

人文系の学生たちの忌憚《きたん》ない意見に、私は感動しました。今年も、MAFの話題を授業に取り入れたところ、新型コロナによるオンライン授業に奥行き、幅ができたようで、学生たちとの交流もスムーズにできるようになりました。彼らに背中を押され、私は積極的に紅茶高分子ポリフェノールの宣伝活動に励んでいます。一昨年は中国にも足を伸ばし、思わぬ展開が起きています。

ちょうど良い機会なので、今までの研究成果とこれからの展望を本にしてまとめてみようと考えました。そのタイミングで、幻冬舎ルネッサンス新社企画編集部の佐藤英明さんから自費出版のお誘いがあったので、それを受けてこの本を書いた次第です。

緑茶の効用は大きく喧伝されていますが、紅茶になると情報量が激減します。紅茶のMAFは骨格筋の持久力を向上させます。そこで、医学論文検索ツールであるPubMedで緑茶“green tea”と骨格筋“skeletal muscle”を検索すると56件ヒットしました。しかし、紅茶“black tea”と骨格筋“skeletal muscle”で検索すると7件しかヒットしません。紅茶の名誉回復を目指すのもこの本執筆の動機です。

少しでも多くの方に、紅茶の秘められたパワーを知っていただきたいと思いペンを執った次第です。

誰も知らない紅茶の秘密

目次

はじめに　3

第1章　紅茶に含まれるMAFとは…………9

1－1．MAF 発見のきっかけ　10
1－2．MAF の精製とその性状　20
1－3．MAF の実体　27
コラム：テトラヒメナはどんな生物？

第2章　MAFとミトコンドリア…………39

2－1．MAF の可能性　40
2－2．糖尿病モデルマウスへの MAF の効果　45
コラム：ミトコンドリア

第3章　MAFと体力…………61

3－1．筋持久力に及ぼす MAF の効果　62
コラム：遅筋化
3－2．MAF は生活体力年齢を若返らせる！　78
コラム：生活体力年齢

第4章　紅茶から抽出するE80…………93

4－1．MAF はこのままでは食品にならない　94
4－2．E80 の素晴らしい効果　102
1．E80 は高脂肪食摂取マウスの脂肪肝発症を防ぐ！
2．E80 は骨格筋の筋肥大を促す！
3．E80 を使った新しい飲料開発！
コラム：ポリフェノール

第5章　人工合成のMAFと大学の研究…………119

5－1．MAF は人工合成できる！　120

5－2．MAF は精子鞭毛運動を活性化する　125

5－3．研究のカギを握る大学院生　135

コラム：繊毛・鞭毛運動

第6章　紅茶で健康になるために…………151

6－1．湖南農業大学との展開　152

6－2．研究費は湧いてこない　164

6－3．研究資金の種類　170

6－4．「選択と集中」の功罪　175

6－5．紅茶で健康に乾杯　180

コラム：科学研究費補助金への申請書作成

おわりに　194

編集協力　青龍堂

DTP　落合雅之

第1章　紅茶に含まれるMAFとは

１－１．MAF発見のきっかけ

MAFとは、ミトコンドリア活性化因子（Mitochondria Activation Factor）という名前の物質です。その英語の頭文字M、A、Fの３文字をとってMAF（マフ）と呼んでいます。この物質がどのように発見されたのか、まずその経緯からお話ししましょう。

1999年のある日、学生時代の友人である細田和昭君が筑波大学の私の研究室を訪ねてきました。彼は株式会社サントリーでウーロン茶の商品開発のために、ウーロン茶の効能を研究していました。

当時、私は繊毛虫テトラヒメナ（図１）のミトコンドリアのクエン酸合成酵素の奇妙な性質を研究していました。テトラヒメナとは、淡水中に生息する単細胞生物で、光合成はしませんから繊毛で泳いで細菌などを捕まえて食べて増殖します。詳しい紹介は、後述するテトラヒメナのコラム（p.33）にあります。

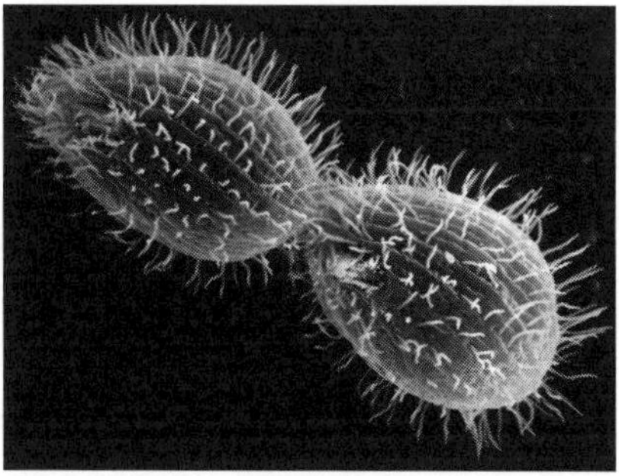

図1．分裂中のテトラヒメナ。テトラヒメナは長さ 50 μm、幅 30 μm の繊毛虫で、体表にある多数の繊毛を動かして自由に遊泳することができます。私たちの周りの池や水たまりに生息しています。

ミトコンドリアは、細胞内で酸素を使った呼吸反応を行う場所で、クエン酸回路（図2）という大変複雑な化学反応を行ってエネルギーを取り出しています。そのなかで働くクエン酸合成酵素は、アセチルCoAとオキサロ酢酸からクエン酸をつくる働きをする、クエン酸回路の入り口にある重要な酵素です。

細胞分裂をしてどんどん増えているテトラヒメナはエネルギーをたくさん使いますので、クエン酸を合成するためにクエン酸合成酵素がフル回転で働いています。しかし、培養液中の餌がなくなると細胞分裂ができなくなります。そのとき、クエン酸合成酵素はミトコンドリアのなかで重合（同じもの同士が結合）して繊維状になって固まり、酵素活性（酵素として働く力）を失い休眠状態になってしまいます。

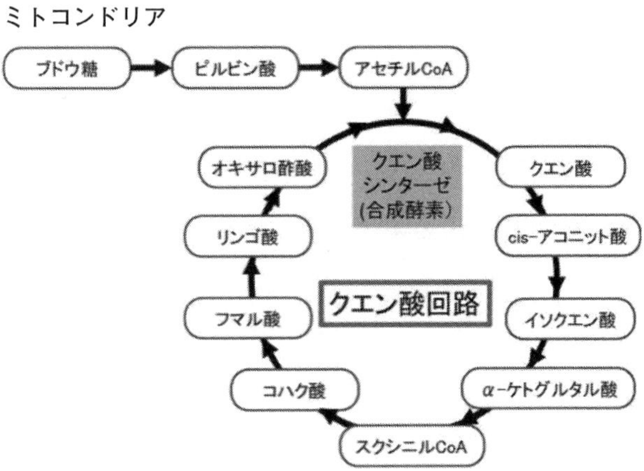

図2．ミトコンドリアのなかのクエン酸回路。クエン酸合成酵素はクエン酸回路の入り口にある酵素で、アセチルCoAとオキサロ酢酸からクエン酸を合成します。

培養液中にエサを豊富に加えると、繊維状態だったクエン酸合成酵素は、再び元通りバラバラになって酵素として働くようになります。タンパク質でできている酵素は、活性があるときは細胞液中に溶解しているので見えませんが、重合した繊維状の分子は電子顕微鏡で見えるようになります。酵素が繊維をつくるなどということは、当時（1995年）はとても珍しいことだったので、私はかなり頑張って論文にまとめました。私の代表的な研究成果です（『テトラヒメナのミトコンドリア内の繊維状含有物は14-nm繊維タンパク質でもあるクエン酸合成酵素を含む』）。

そのことを私はサントリーの細田君に、興味深い話として熱弁をふるったので、彼は「沼田はミトコンドリアを研究している」とインプットしたようです。細田君は、会社の研究室でヒトがウーロン茶を飲むと、どのような変化が起こるのかを研究していました。研究チームの研究成果はとても興味深いもので、ヒトがウーロン茶を飲むと、呼気中の二酸化炭素の量が増加するというものでした。これはどういうことなのでしょうか？

彼の話を聞いて私が考えたことは、「ヒトがウーロン茶を飲むと、そのなかにある有効成分が、ミトコンドリアの酸素呼吸反応を活性化する。だから、酸素をたくさん吸って、二酸化炭素をたくさん排出する」ということでした。

ミトコンドリアの酸素呼吸反応によって生じるエネルギーは、アデノシン3リン酸（ATP）という物質に蓄えられます。この物質は、エネルギー通貨ともいわれ、生命活動に必要なエネルギーを必要なところに届けます。体内でエネルギーが出入りするところには、必ず存在するといってもよい物質で大量に存在します。

私の頭のなかでさらにイメージが膨らみます。「酸素呼吸の燃料は糖と脂肪だ。酸素呼吸が盛んになると、糖と脂肪の消費量が増加するだろう。これは、メタボリックシンドロームの予防効果があるに違いない。酸素呼吸によってエネルギー源であるATPがたくさんつくられれば、ヒトは元気になり、活発に活動するだろう」。これは面白い、私の探求心に火がつきました。「ウーロン茶のなかにあるミトコンドリアの酸素呼吸を活性化するものを探そう。これはきっとヒトの役に立ちそうだ」ということで、細田君との共同研究が始まりました。彼の助力によって、サントリーから３年間(1999 ～ 2001 年)、奨学寄付金を得ることもできました。細田君は福の神。彼はとてもよく協力してくれました。

私の研究室に卒業研究のために入ってきた木村実果さんに、この話をしました。彼女は大いに興味を持ってくれました。彼女のねらいは「サントリーのウーロン茶から、ミトコンドリアの酸素呼吸を活性化する物質を発見して、サントリーに入社しよう」というとても現実的なものでした。私は素晴らしい目標だと思い、彼女を応援しました。彼女がうまく行けば、私もうまく行くわけですから。

木村さんは、筑波大学に女子アイスホッケー部を創部したメンバーの一人で、４年生になっても部長として部員をリードする存在でした。その木村さんが最初にトライしたのは、ウーロン茶成分が酸素呼吸に関わる酵素活性を上昇させるのではないかということでした。クエン酸合成酵素などのクエン酸回路の酵素にウーロン茶成分を加え、酵素活性を上昇させる成分を探そうとしたのです。しかし、ウーロン茶成分はことごとく酵素活性を上昇させなかっただけでなく、驚くことに、活性を阻害する酵素もありました。

はたと困った彼女は、ミトコンドリア研究の権威である林純一教授（1999年当時。現在は名誉教授）の研究室を訪れ、林教授の右腕である中田和人教授（当時は助教授）に相談しました。中田教授の提案は素晴らしいものでした。「酸素呼吸が盛んになるのならば、ミトコンドリアの働きが盛んになっているはずだ。ミトコンドリアの働きを見るためには、ミトコンドリアの膜電位を測定するのが一番の早道。素晴らしいことに、ミトコンドリアの膜電位は簡単に調べることができる。ローダミン123という染色剤で細胞を染めると、膜電位が高いミトコンドリアは緑色の強い蛍光を出す。テ

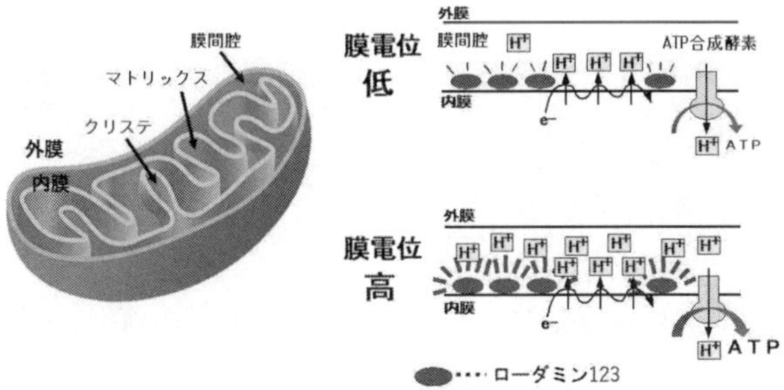

図3．ミトコンドリアの構造とローダミン123の働き。ミトコンドリアは外膜と内膜の二重の膜で囲まれています。外膜と内膜の間を膜間腔と呼びます。内膜で囲まれたマトリックスに、内膜が陥入してクリステを形成しています。内膜上の電子伝達系によって、水素イオン（H^+）が膜間腔にくみ出されます。水素イオンが膜間腔にたくさんたまると膜電位が大きくなります。ローダミン123は水素イオンが多いと強い蛍光を発生します。水素イオンがATP合成酵素を通ってマトリックスに流れ込むエネルギーで、ATPがつくられます。

トラヒメナにウーロン茶成分をかけて、それからローダミン123で染色すれば、ミトコンドリアが活性化しているかどうかはすぐにわかるよ（図3）」

木村さんはさっそく中田教授の提案を実行に移しました。その結果、ウーロン茶を分画した5つの成分のうちの一つが、テトラヒメナのミトコンドリアの膜電位をドラスティック（驚異的）に上昇させることを見つけました。コントロール（対照実験）では、テトラヒメナのミトコンドリアはうっすらとしか光っていませんでしたが、ウーロン茶成分（MAF）で処理したテトラヒメナではミトコンドリアが緑色にピカピカ光っていました。この顕微鏡写真（図4）を見て、私は本当に感動しました。

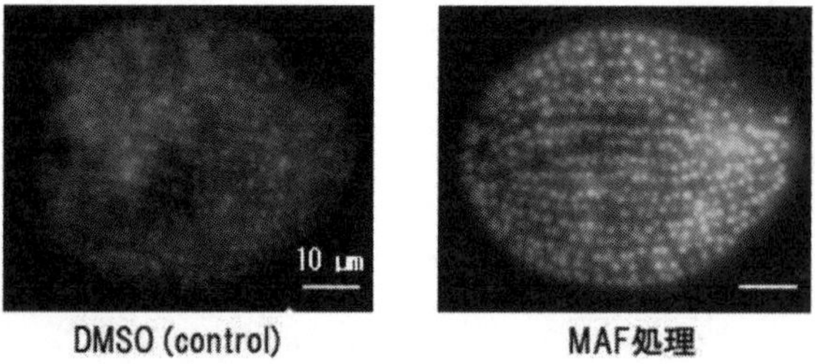

図4. MAFで処理したテトラヒメナのミトコンドリア。左図:テトラヒメナを5％ジメチルスルホキシド（DMSO）で処理した後、ローダミン123で染色した細胞の蛍光顕微鏡像。右図:テトラヒメナを5％DMSOに溶かしたMAF（0.1mg/ml）で処理したのち、ローダミン123で染色した細胞の蛍光顕微鏡像。

私は大満足でしたが、木村さんはウーロン茶成分がどのくらいミトコンドリアの膜電位を活性化するか、数値で示したいと考えました。しかし、一つ大きな問題がありました。蛍光光度計の良いものが当時（1999年）の沼田研究室にはなかったのです。そこで、木村さんは東京の株式会社オリンパスのショールームに、ウーロン茶成分で処理したテトラヒメナと処理しないテトラヒメナを持ち込み、ローダミン123で染色して、最新の蛍光顕微鏡で蛍光の強さを測定したのです。その結果、ウーロン茶のどの成分がどのくらいミトコンドリアの蛍光強度を上げるかを測定することに成功しました。

この結果は、ウーロン茶のなかからミトコンドリアを活性化する成分を抽出分離するための検定方法を私たちが獲得したことを意味します。

木村さんの卒業研究の内容はとても充実したものでした。彼女の顔は輝いていました。木村さんはサントリーの入社試験を受け、思惑通りめでたく採用されました。細田君いわく、社長面接の後、社長さんが「彼女を育てられる人材がいるかなあ」と言ったとか。社長さんは木村さんのスケールの大きさを見抜いていたようです。

私が木村さんのスケールの大きさを実感したのは次のようなことからです。彼女は、９時から17時まで研究室で実験した後に、アイススケートリンクの空いている深夜から早朝にかけて、アイスホッケーの練習に汗を流していました。そんな生活が卒業研究発表日の間近まで続いていました。なぜなら、全国大会が卒研発表日の直前にあったからです。全国大会まで部長としてリーダーシップを発揮している彼女の姿を見て、とてつもなくスケールの大きな学生だなあと思ったものです。この全国大会は日光の古河電工アイスリンクで行われました。私も学生たちと一緒に応援に行き、リンクを縦横無尽に滑り回る彼女らの情熱に感動したのを、昨日のことのように思い出します。

木村さんは2000年3月に筑波大学を卒業してサントリーに入社しました。9月にオーストラリアのゴールドコーストで開催された「分化と細胞生物学の国際会議」で彼女は「ウーロン茶はテトラヒメナのミトコンドリアの膜電位を上昇させる」というタイトルでポスター発表を行いました。

そのユニークな発表は参加者の注目するところとなりました。お茶用の急須と茶碗を持参し、ウーロン茶を質問者にふるまいながら研究成果を説明したのです。多くの質問者が集まり、用意したウーロン茶はあっという間に飲み干されてしまいました。発表内容は十二分にアピールできました。

木村さんの研究を引き継いでくれたのは、2001年度の卒業研究生、藤原隆史君でした。彼はウーロン茶からミトコンドリアの膜電位を上昇させる物質の抽出分離に挑戦したいと私に言いました。しかし、私は繊毛虫テトラヒメナの細胞分裂の分子機構や、酵素の活性制御を専門にする細胞生化学者です。ウーロン茶からどのようにしてミトコンドリアを活性化する物質を抽出分離すべきか、全くアイデアがありませんでした。本当に情けない話ですが、二人で途方に暮れていたとき、思わぬ援軍が向こうからやって来ました。筑波大学の農芸化学分野で長年、緑茶や紅茶のポリフェノールを研究していた小澤哲夫先生が、私たちに力を貸してくれるというのです。願ってもない申し出を私は喜んで受け入れました。その日から藤原君、小澤先生、そして私の３人からなる、ウーロン茶MAF探索チームがスタートしました。

小澤先生の参入でMAF探索の方法が大きく変わりました。いままではサントリーの研究者からウーロン茶を５つの成分に分画したものを提供してもらい、それらのミトコンドリアの活性化能を調べていたのです。しかし、小澤先生の経験と技術のおかげで、私たち独自の方法で、ウーロン茶からミトコンドリア活性化物質の抽出法を開発することができるようになりました。自由自在に研究を展開できるようになり、とてもうれしく思いました。

1－2．MAFの精製とその性状

ウーロン茶や紅茶からMAFの抽出分離に成功したことが、この研究の最も重要な出来事でした。そこでここでは、MAFの精製法とその性状について、2007年に発表した論文をもとに紹介します（『ウーロン茶と紅茶の高分子量ポリフェノール：その精製と性質、そしてミトコンドリアの膜電位上昇における役割』）。

最近、ネット上では、Xが健康に良い、Yは老化を防ぐ、Zは認知症を予防するなどという情報があふれています。しかし、XやY、Zなどに含まれている素晴らしい生理効果を持つ生理活性物質を分離同定して、その性状を明らかにできたものはほとんどありません。なぜかというと、夢のような効果を持つ生理活性物質をXやY、Zなどから分離精製することは、至難の業だからです。それらに含まれている極少な生理活性物質を分離精製しているうちに、雲消霧散、跡形もなくなくなってしまうことが多々あるのです。

私たちがウーロン茶や紅茶からMAFの抽出分離に成功した理由は、小澤哲夫先生が私たちの研究グループに参加してくれたことだと思います。小澤先生は40年近く緑茶や紅茶の有効成分を分析してこられ、その経験と技術は日本一と言っても過言でありません。まさに鬼に金棒とは小澤先生のことだと思います。

ウーロン茶や紅茶にはミトコンドリアの酸素呼吸を促進する因子が含まれているという話を聞いて、小澤先生は直感的にこの因子はあれに違いないとひらめいたそうです。それは、小澤先生が1996年に紅茶から分離精製した物質です。分子量の大きなテアルビジン（カテキンがたくさん結合したポリフェノール）に含まれる一成分で、とてもユニークな物質でした。小澤先生はこのひらめきに基づいて、ウーロン茶と紅茶のMAFの抽出法を確立しました。

紅茶からMAFを抽出分離する方法をわかりやすく紹介しましょう。

① 紅茶から酢酸エチルを用いて、紅茶に含まれる物質を紅茶層（水層）と酢酸エチル層（有機溶媒層）に分離します。これを溶媒抽出法といいます。

② 紅茶層と酢酸エチル層のどちらにMAFが存在するかどうかを、テトラヒメナを用いて調べます。テトラヒメナのミトコンドリアを活性化する成分を、エバポレーター（濃縮装置）を用いて濃縮し、さらに凍結乾燥機を使ってパウダーにします。

③ 活性があるパウダーを有機溶媒で溶かして、それをカラムクロマトグラフィー法で分画します。

④ どの分画にMAFが存在するかを、テトラヒメナを用いて調べます。

⑤ テトラヒメナのミトコンドリアを活性化する

MAF分画を、再びエバポレーターを用いて濃縮し、凍結乾燥機を使ってパウダーにします。

このような5段階のステップを経て、MAFの抽出分離に成功しました。抽出分離に用いた技術、溶媒抽出法やカラムクロマトグラフィー法は一般的に使われる技術です。ここで最も重要な成功のカギは、ミトコンドリアを活性化する能力があるかどうかの検定方法でした。

この検定方法は、木村実果さんが開発した方法を藤原隆史君が改良したものです。木村さんの方法は、テトラヒメナを検定する物質と一晩混合した後、テトラヒメナを洗浄します。洗ったテトラヒメナをローダミン123で染色し、蛍光顕微鏡でミトコンドリアの蛍光を観察するというものです。染まったかどうかはわかるのですが、定量的な測定ができませんでした。

藤原君が改良した点は、ローダミン123で染色したテトラヒメナのミトコンドリアの蛍光強度を蛍光分光光度計で測り、定量的な測定を可能にしたことでした。定量化できたということは、MAFのパワーを数値化できるということで、他の物質との比較も可能になりました。とても重要な改善でした。この測定法はその後も改良が加えられ、相澤圭治君が完成させました。詳細は第4章に記します。

もう一つ強調したいことがあります。それは、検定に使う細胞としてテトラヒメナを選んだことです。後に、マウスの培養筋細胞などを使って検定を行いましたが、うまくミトコンドリア活性化能を測ることができませんでした。マウスの細胞に対して、MAFは効果が強すぎるようです。MAFの濃度が薄いときはミトコンドリアの活性化を示すのですが、濃度を濃くすると細胞の表面にMAFが張り付いて、細胞に障害を与えてしまいました。ところが、テトラヒメナはそのような障害を受けることがなく、MAFの濃度を濃くしても、濃度に応じてミトコンドリアの膜電位が上昇したのです。

私が30年近く研究材料としてテトラヒメナを使っていたという単純な理由で、テトラヒメナを選んだことが、MAFの発見に道を開いたのです。まさに天の恵みであったわけです。

では、紅茶を例にして、MAFの抽出分離の実際を紹介しましょう。紅茶の茶葉30 gを、沸騰したお湯１ℓで10分間抽出しました。これは私たちが紅茶を飲むときとほとんど同じ方法です。

次に、１ℓの紅茶抽出物からカフェインやカテキン、フラボノールなどを、有機溶媒の酢酸エチル（200 ml）で抽出しました。紅茶抽出物と酢酸エチルを混ぜて激しく攪拌《かくはん》すると紅茶の液層が下に、酢酸エチル層が上に分離します。上の酢酸エチル層にカフェインやカテキンが抽出されました。この作業はなかなか面倒で、

10回ほど繰り返さないとカフェインやカテキンは完全に除くことができません。下に残った紅茶の液層（1ℓ）に求めるMAFが存在することが、テトラヒメナを用いた検定方法で明らかになりました。

ここで、小澤先生はMAFがポリフェノールの一種であると予想し、紅茶の液層からポリフェノールの抽出分離を試みました。この紅茶の液層に塩酸を加えpHを3.0に調整した後、n-ブチルアルコール（200 ml）で抽出しました。MAFを完全に抽出するため、この操作を4回繰り返しました。得られた800 mlのn-ブチルアルコール抽出物から、MAFを濃縮させるため、エバポレーターという器具を用いて、n-ブチルアルコールを蒸発させました。さらに濃縮された液を凍結乾燥機にかけて、粉末にしました。得られた粉末は紅茶の色をしており、全部で3.8 gありました。この粉末をn-ブチルアルコール抽出物と名付けました。

このn-ブチルアルコール抽出物から、MAFを抽出分離するために、カラムクロマトグラフィーを行いました。小澤先生が行ったカラムクロマトグラフィーは、直径2.4 cm、長さ35 cmのガラス管（これをカラムと呼ぶ）の先を細くつぼめたものに、トヨパールHW-40Fという樹脂を詰めたものでした。球状のトヨパールHW-40F樹脂には、直径5 nm（ナノメートル）の小さな穴がたくさん開いています。1 nmは1 mmの百万分の1です。5 nmより小さな物質はこの穴に入ってしまいますが、大きなものはこの穴に入らず素通りしてしまいます。したがって、トヨパール HW-40F を充塡《じゅうてん》したカラムに物質を流すと、大きな分子は早く流れ出ますが、小さい分子は穴に入ってしまい遅れて流れ出てきます。その結果、物質の大きさで分離が可能になるわけです。

n- ブチルアルコール抽出物 0.3 g を 20%アセトンに溶かして、トヨパール HW-40F を充塡したカラムに乗せました。カラムからの物質の溶出は、アセトン濃度を 20%から 50%まで徐々に上げる条件で溶出しました。溶出速度は 1 分間に 0.3 ml で行いました。溶出してくる溶液は５g ずつ試験管に集め、全部で 230 本の試験管に分けました。これらに含まれるカテキンなどのポリフェノールの量を、吸光光度計を用いて、波長 350 nm での吸光度で測定しました。ポリフェノール量が多いと吸光度は大きくなります。

その測定結果を、図５の上の図に示します。このグラフを溶出パターンと呼びます。溶出されたサンプルを 11 個の分画に分け、どの分画に MAF が存在するか、テトラヒメナを用いた検定方法で測定しました。その測定結果を、図５の下の図に示します。MAF は、後半の分画９から 11 に多いことがわかりました。

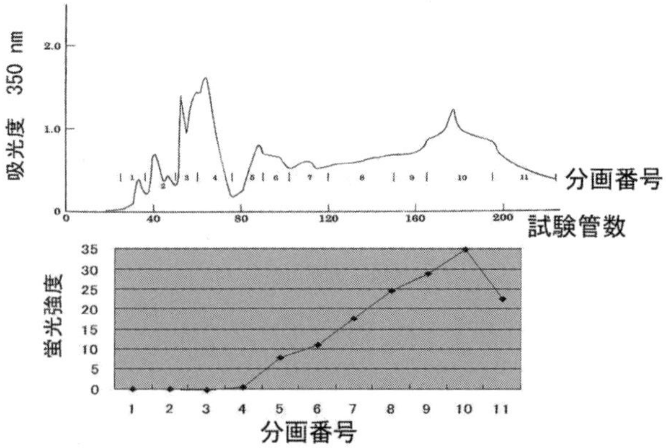

図5．MAF の抽出分離。上の図は n-ブチルアルコール抽出物をトヨパール HW-40 F カラムにかけた溶出パターン。横軸は溶出物を分注した試験管の順番数。縦軸は 350 nm での吸光度。下の図は 1 から 11 の分画をテトラヒメナに処理したときときの、ローダミン 123 の蛍光の相対強度。MAF は 10 番目の分画に多いことがわかりました。

分画 9 から 11 で、処理したテトラヒメナは、ローダミン 123 で染色すると、ミトコンドリアがとても強く光っていました。これはミトコンドリアの電子伝達系の働きが亢進《こうしん》して、その結果、多くの水素イオンが膜間腔にくみ出され、膜電位が上昇していることを示します。この水素イオンは ATP 合成に使われるのです。そこで、分画 9 から 11 が、テトラヒメナの ATP 合成量や酸素消費量を増加させるかどうかを測定しました。その結果、分画 9 から 11 は、ATP 合成量を 30％から 40％増加させ、酸素消費量も増加させることがわかりました。

これまで、ミトコンドリアの酸素呼吸を阻害する物質、例えば、電子伝達系複合体Ｉを阻害するロテノン、複合体Ⅲを阻害するアンチマイシンA、複合体Ⅳを阻害する青酸カリ（KCN）やアジ化ナトリウム（NaN_3）などは知られていました。しかし、ミトコンドリアの酸素呼吸を活性化させる物質はまだ知られていませんでした。ということで、私たちはMAFの実体を何としても解明したいと思い、研究への情熱の炎はますます燃え上がりました。

１－３．MAFの実体

ここでは、抽出したMAFの化学的な性状、MAFの分子量とMAFの部分構造について、藤原君の論文の内容をもとに紹介いたします（『ウーロン茶と紅茶の高分子量ポリフェノール：その精製と性質、そしてミトコンドリアの膜電位上昇における役割』）。

私たちはMAFの抽出分離を試み、図５の分画９から11にMAFが存在することを見つけました。MAFとは一体どんな物質なのでしょうか？　小澤先生はトヨパールHW-40Fの溶出パターン（図５の上図）から、その正体は分子量の大きなポリフェノール（高分子ポリフェノール）だろうと目星をつけました。それを証明するため、小澤先生は、まずMAFの分子量を調べ、次にMAFの分子構造を明らかにしました。

高分子ポリフェノールの分子量の測定には、サイズ排除クロマトグラフィー（SEC）がよく使われます。「MAFの精製とその性状」のなかでも触れましたが、SECで使われる充塡剤には小さな穴（細孔）がたくさん開いています。分子量の大きなものは細孔に入れないので、速やかに流れ出てしまいます。一方、分子量の小さいものは細孔に入ってしまうため、細孔に入ったり出たりしながら、ゆっくりと流れ出ます。したがって、分子量の大きな成分が最初に溶出し、より小さい分子量の成分は後から溶出するわけです。すべての細孔に入った低分子成分は、カラムから最後に溶出します。小澤先生はSEC充塡剤としてTSKgel α-3000を用いました。この充塡剤には平均細孔径15 nmの穴が開いています。SECの結果、MAFの分子量（数平均分子量）は9,000から18,000であることがわかりました。

緑茶にはエピガロカテキンガレート（EGCG）が多く含まれています。EGCGは強い抗酸化作用を示し、多くのサプリメントに用いられています。ウーロン茶や紅茶のような発酵茶では、茶葉が発酵する際に、茶葉のポリフェノールオキシダーゼによってポリフェノールの重合体が形成されます。ウーロン茶や紅茶では2個のEGCGが酸化重合したテアフラビン（Theaflavin）や、もっと多くのEGCGなどが酸化重合した高分子のテアルビジンが含まれています。

テアフラビンは赤い色をした抗酸化作用を持つポリフェノールです。健康への効能について多くの報告があり、試験管中でインフルエンザウイルスの増殖を抑えることが知られています。そのためサプリメントとしてヒトへの利用について、多くの企業が実用化を目指してきました。しかし、ヒトへの明確な効果は明らかになっていません。

テアルビジン（Thearubigin）も抗酸化作用を持つ高分子ポリフェノールです。ルビーのような赤色をしているので、それが名前の由来となっています。テアルビジンは紅茶に含まれる高分子ポリフェノールの総称であり、多くの高分子ポリフェノールが含まれています。テアルビジンに含まれる高分子ポリフェノールの分離精製は、多くの研究者によって試みられてきましたが、非常に難しく、成功した人はいませんでした。

私たちもMAFがウーロン茶や紅茶の発酵中にカテキン、特にEGCGが酸化重合したものと考えています。緑茶のなかに豊富に含まれているEGCGの分子量（モル質量）は458.372 g/molですので、MAFはとても分子量が大きいことがわかります。9,000から18,000という分子量から考えると、MAFはEGCGが20個から40個も重合したものに相当します。

EGCGはエピガロカテキンと没食子酸が結合したエステルです。MAFがEGCGの重合体ならば、その構造のなかに多くの没食子酸が含まれると考えました。そこで、MAFを、没食子酸を切り出す酵素であるタンナーゼ（Tannase）で処理しました。その結果、非常に多くの没食子酸が切り出されてくることがわかりました。したがって、MAFには多くの没食子酸が含まれています。

カテキンが重合したものの代表的なものにプロシアニジンがあります。プロシアニジンはカテキンが2個から15個重合したものです。小澤先生はMAFがプロシアニジンと同じような構造を持つのではないかと考えました。そこで、MAFを塩酸とn-ブタノールで加水分解しました。その結果、加水分解物のなかに多くのシアニジンが含まれていました。シアニジンの重合体がプロシアニジンなので、MAFはプロシアニジンと同じ構造を持つことがわかりました。

次に、MAFの化学構造を、熱分解ガスクロマトグラフ質量分析法で調べました。熱分解ガスクロマトグラフ質量分析法の仕組みを簡単に説明しましょう。ごく少量（0.1～0.2 mg）のMAFを高温で一瞬のうちに分解します。私たちが使った条件は315℃で4秒でした。ガス化した分解物を、ガスクロマトグラフ装置にかけました。この装置は各化合物に分離するカラムと、各化合物の濃度を測定する検出器から構成されています。分離された各化合物は、次に質量分析器にかけられました。その結果、MAFの多数の熱分解物の正確な分子量が測定できました。

次に私たちは、高分子ポリフェノールを構成する可能性が高く、化学構造が明らかになっている9種類の物質を、標準サンプルとして熱分解ガスクロマトグラフ質量分析にかけました。その結果、これら9種類の標準サンプルの質量と全く同じものが、MAFの熱分解物のなかにも見いだされました。これは、MAFの化学構造のなかには、これら9種類の標準サンプルの化学構造が存在することを示します。

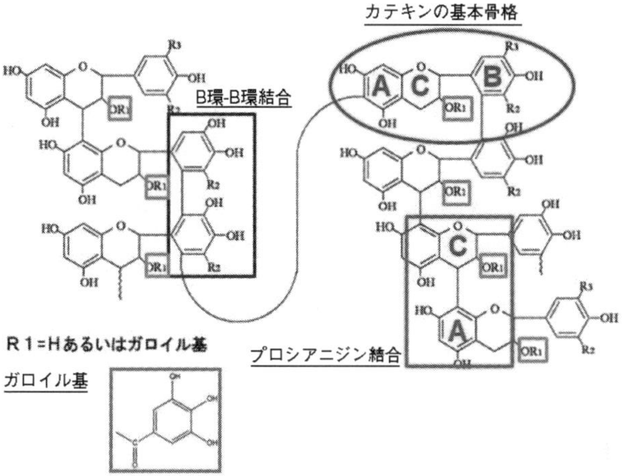

図6．MAFの部分構造。MAFはカテキンが酸化重合したものです。カテキンの基本構造はA環、C環、B環の3つの環状構造から構成されています。MAFはカテキンのC環とA環の間の結合（これをプロシアニジン結合と呼びます）とB環とB環の間の結合によって、カテキンが直線上に結合したものと考えられます。また､C環の側鎖にはOR1（Oは酸素です）のR1の部分にガロイル基（没食子酸）が結合しています。この部分にガロイル基が結合したカテキンはエピガロカテキンガレート（EGCG）です。したがって、MAFはEGCGが直線上に結合したものと考えられます。

以上の結果から、小澤先生はMAFの部分的な化学構造を推定しました（図6）。推定されたMAFの部分的な化学構造から、MAFはEGCGが多数重合したものであること、EGCGの重合はB環とB環の間の結合、あるいはC環とA環の間の結合で形成されていること、B環とA環あるいはB環とC環の間の結合は存在しないこと、などが明らかになりました。

コラム：テトラヒメナはどんな生物？

ここで、テトラヒメナについて、説明させてもらいます（『ノーベル賞に二度も輝いた不思議な生物　テトラヒメナの魅力』）。

実は紅茶からミトコンドリアを活性化するMAFを発見するためには、テトラヒメナが不可欠だったのです。テトラヒメナ以外の細胞を使っていたら、MAFは発見できなかったでしょう。なぜかというと、ウーロン茶や紅茶由来のMAFは、ヒトの培養細胞にはちょっと作用が強すぎるのです。しかし、テトラヒメナは池や水たまりで自由生活をしている逞しい細胞なので、MAFなんのそのなのです。

テトラヒメナはゾウリムシの仲間で、長さ50 μm（1 μmは1 mmの1000分の1）、幅30 μmの単細胞生物で体表に多数の繊毛を持ち、繊毛の運動によって水中を自由に動き回っています。私たちの周りでは池や水たまりに生息しています。私も筑波大学構内の池や水たまりの水を観察したことがあります。古い池や汚れた水たまりの水のなかには、必ずテトラヒメナを観察できます。

テトラヒメナの細胞の前方には餌である細菌な

どを食べる口部装置があります。口部装置には4枚の膜板があり、膜板を用いて餌を口のなかに集めます。集められた餌は食胞という袋のなかに取り込まれて、細胞のなかに入ります。食胞のなかの餌は消化酵素で分解され、栄養分は吸収されるわけです。

餌が十分あると、テトラヒメナは3時間ごとに分裂して増殖します。3日間で細胞数は1ml 当たり500万個まで増殖します。培養が簡単なので、生物学の研究材料として盛んに利用されてきました。テトラヒメナは生物学の研究材料としては100年近い歴史があります。この本の後半で紹介する、繊毛運動や鞭毛運動のモーターの働きをするダイニンというタンパク質も、テトラヒメナで発見されました。

さらに、テトラヒメナを材料としてノーベル賞受賞につながる重要な発見が2つもなされています。

1つ目は、1982年のトーマス・チェックによる、RNAが酵素として働くことの発見です。チェックはテトラヒメナのリボソームを構成するリボソームRNAの前駆体RNAに、何とRNAを切断する酵素活性があることを発見したのです。リボソームは細胞のなかにたくさんある小器官で、タンパク質を合成しています。チェックはリボソームを構成するリボソームRNAが前駆体RNAからどのようにつくられるかを調べていたのですが、前駆体RNAの余分な部分を切り出して捨てるときに、RNA自身が切断酵素として働いていることを発見したわけで。

それまで酵素はタンパク質であるということが常識となっていたので、まさかRNAに酵素活性があるなどということは信じられないことでした。しかし、チェックの発見以後、核酸であるRNAに酵素活性があることが多くの生物で明らかになってきました。チェックは酵素としての働きを持つRNAのことをリボザイムと名付けました。チェックのリボザイムの発見はその後の生物学に大きなインパクトを与えました。

私たちの体は37兆7000億個の細胞から構成されています。その細胞のなかでは、遺伝子であるDNA上にコードされている遺伝情報がメッセンジャーRNA（mRNA）に読み取られます。これを転写といいます。mRNAは細胞質にあるリボソームに運ばれ、リボソーム上でmRNA上の遺伝情報にしたがってタンパク質が合成されます。これを翻訳といいます。

したがって、DNAの上にコードされていた遺伝情報は【DNA→mRNA→タンパク質】という方向に流れていきます。これを生物学のセントラルドグマと呼びます。ここで、大きな問題が生じました。それは生命の誕生時では、遺伝子をコードするDNAが先に出現したのか、あるいはDNAを合成する酵素やDNAからRNAの転写を行う酵素として働くタンパク質が先に出現したのかという論争が始まったのです。これを「鶏が先か卵が先か論争」と呼びます。

チェックのRNAに酵素活性があるという発見は、この問題に決着を与えました。いま世界中で感染が広がっている新型コロナウイルス（COVID-19）はRNAウイルスの仲間です。COVID-19ではRNAが遺伝情報をコードしているわけです。RNAは酵素としても働くことができるし、遺伝子としても働くことができるわけです。このことから、生命の誕生はDNAでもタンパク質でもなく、RNAの出現によってスタートしたに違いないという考えを強く支持します。生命誕生のころの生物界は、遺伝情報もRNAが担当し、酵素としての働きもRNAが担う、RNA中心のRNAワールドだったというわけです。ということで、この「鶏が先か卵が先か論争」は決着を見ました。

2つ目は1978年のエリザベス・ブラックバーンによるDNAの末端にある特徴的なテロメア配列の発見と、1985年のブラックバーンとキャロル・グライダーによるテロメアを合成する酵素、テロメラーゼの発見です。現在、テロメアと老化の関係が注目されています。生まれたばかりの赤ちゃんのテロメアは長く、高齢者のテロメアは短くなっているのです。テロメアの長さは年を取るにつれて短くなっていることがわかったのです。

ブラックバーンは現在、老化とテロメアの関係を研究しており、どのようにしたらテロメアの長さを維持できるかという問題を『細胞から若返る！テロメア・エフェクト 健康長寿のための最強プログラム』という本にまとめています。その本のなかで、ブラックバーンは、テロメアの長さを維持するために重要なことは、①軽めの有酸素運動、②野菜中心の食事、③７時間以上の睡眠、④良好な人間関係、⑤瞑想などの精神統一だと述べています。まさに、ストレス削減がテロメアの長さの維持に重要なのですね。老化に関しては、私たちが発見したウーロン茶や紅茶のMAFにも関連があります。この本の後半で、老化との関係を取り上げます。

トーマス・チェックのリボザイムの発見も、エリザベス・ブラックバーンのテロメア配列の発見も、実はテトラヒメナを実験材料に選んだことが成功につながったのです。なぜかというと、テトラヒメナではリボザイム活性がとても強かったのです。一方、テロメア配列に関しては、テトラヒメナのDNAは断片化しており、DNAの末端がとてもたくさんあったため、テロメア配列の研究には打ってつけだったのです。テトラヒメナのことは拙著『ノーベル賞に二度も輝いた不思議な生物テトラヒメナの魅力』を参照ください。

私たちのウーロン茶や紅茶由来の高分子ポリフェノールの研究にも、テトラヒメナは最高の研究材料でした。良い研究材料を選ぶことは、研究の成否につながると思います。

第2章　MAFとミトコンドリア

2－1．MAFの可能性

ここでは、ミトコンドリアを活性化するMAFの可能性について紹介いたします（図7）。

MAFの抽出分離では、小澤哲夫先生の神業に近い抽出分離のテクニックと経験が大いに威力を発揮しました。しかし、それだけではありませんでした。得られた分画にミトコンドリアを活性化する能力があるかどうかを、テトラヒメナを用いて計測した藤原隆史君のテクニックも大きく貢献したのです。

細胞を用いて生物活性を調べることをバイオアッセイと呼びますが、これはなかなか厄介なものです。藤原隆史君はいとも簡単にテトラヒメナを用いて、ミトコンドリアの膜電位を測っていましたが、藤原君の後を継いだ学生たちは大変苦労しました。彼はごく普通の学生で、いわゆる優等生タイプでもクラスの人気者でもなかったのですが、テトラヒメナとローダミン123を使った、ミトコンドリア活性化の測定をはじめとして、さまざまな優れたテクニックの持ち主でした。小澤先生と藤原君の組み合わせは、MAFの分離抽出と、その後の研究にとって、最高のコンビネーションであったのです。

藤原君はウーロン茶や紅茶から分離抽出したMAFの

テトラヒメナに及ぼす効果を片っ端から調べていきました。ローダミン123で調べることができるのは、ミトコンドリアの外膜と内膜の間の膜間腔にどのぐらい水素イオンがたまっているかということです。この水素イオンは電子伝達系によって、膜間腔にくみ出されたものです。電子伝達系が活発に働くと酸素消費量が増加します。膜間腔にたまった水素イオンがミトコンドリアのマトリックスに流れ込むとき、内膜のATP合成酵素をモーターのように回転させて、ATPを合成します。そこで、藤原君はテトラヒメナをMAFで処理したときの、酸素消費量とATP産生量を測定しました。その結果、MAFは酸素消費量とATP産生量を増加させることがわかりました。MAFはテトラヒメナのミトコンドリアの酸素呼吸を活性化していたわけです（図７）。

呼吸量が増えエネルギーの貯蔵物質ATPが増えると、見てわかる変化がテトラヒメナに起こるのでしょうか？　藤原君はMAFで処理したテトラヒメナの遊泳速度が上昇することを観察しました。理由は、MAFが繊毛基部に存在するミトコンドリアを活性化して、ATP産生量を増加させます。そして、繊毛に多くのATPを供給します。その結果、繊毛はより多くのATPを消費して運動するため、遊泳のスピードがアップすると考えられます。

ウーロン茶や紅茶から分離抽出したMAFが、テトラヒメナのミトコンドリアを活性化することが証明できたので、私たちはMAFの正式な化学物質名称として、テアカプリン（Theacuprin）という名前を付けました。MAFの銅（cupper）のような色に由来します。現在でも私たちはMAFというニックネームを愛用しており、論文でも使用しています。ちなみに紅茶のなかにはエピガロカテキンガレートから生成する赤色のテアフラビンと、カテキンの重合体である赤いルビーのような色をしたテアルビジンが存在します。

藤原君はMAFの生理活性をテトラヒメナだけを使って研究することに、物足りなさを感じていました。そこで、彼は、哺乳類のミトコンドリアの研究をしている中田和人教授に相談しました。中田教授は「ミトコンドリアは真核細胞に普遍的に存在するエネルギー産生工場だから、きっとMAFは哺乳類の細胞にも効果があるだろう。次はマウスを使って研究すべきだ。できれば糖尿病モデルマウスを使ってMAFが血糖値を下げるかどうか調べたらいいのでは」という、非常に面白い提案をしてくれました。

ミトコンドリアは糖や脂肪を燃料にしてATPを産生しています。ですから、MAFがミトコンドリアの酸素呼吸を活性化したら、糖の代謝や脂肪の代謝が促進される可能性があるわけです。MAFを摂取したマウスでは、血糖値の低下や内臓脂肪の減少が生じるかもしれません。まさに、MAFにはメタボリックシンドローム、生活習慣病の予防や治療に効果がある可能性があります（図7）。議論していると話は盛り上がり、筋肉の生理にまで広がりました。そこで、筑波大学の体育系の武政徹教授にMAFプロジェクトに参加していただきました。武政教授は筋肉生理学の専門家で、長年、トレーニングが筋肉に及ぼす効果を研究していました。

私たちの筋肉には瞬発的な運動に適する白色の速筋（白筋）と持久的運動に適する赤色の遅筋（赤筋）が存在します。マラソンのような持久的運動を行うと速筋の遅筋化が起こり、筋持久力が向上します。遅筋化の過程で見られる現象としては、筋肉の太い繊維を構成するミオシンのタイプの変化、ミトコンドリア量の増加、筋肉で酸素を貯蔵するミオグロビン量の増加、筋肉に酸素を供給する毛細血管数の増加、脂質代謝の活性化、糖取り込みの活性化などが知られています。MAFはミトコンドリアを活性化し、糖代謝や脂質代謝を活性化する可能性があるので、遅筋化も促進するかもしれないというのが武政教授の見立てでした（図7）。

夢はますます広がりました。私たちは糖尿病モデルマウスを用いてMAFの効果を調べる実験と、マウスを用いた持久的トレーニングによる遅筋化をMAFが促進するかを調べる実験に的を絞りました。糖尿病モデルマウスに対するMAFの効果は中田教授の指導の下、藤原君が担当することになりました。遅筋化の実験は武政教授指導の下、江口友昭君が担当することになりました。

テトラヒメナを研究材料として25年近く研究してきた沼田研究室は、ついに学生の突破力によって、いっぺんに哺乳類を研究材料にすることになりました。思いもしない展開でありましたが、この決断は私にとっても大きな転換点でありました。

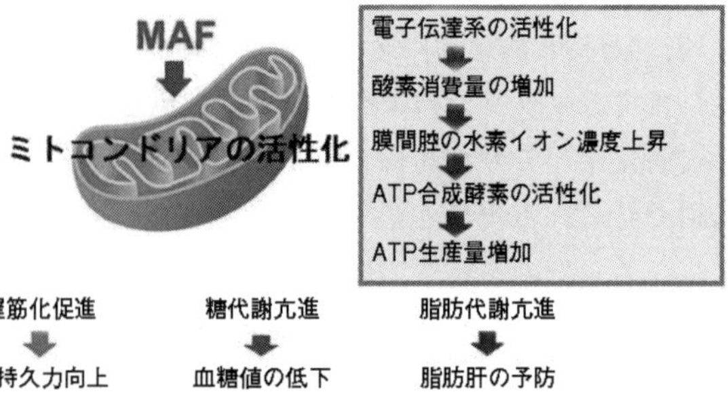

図7．MAFの可能性。テトラヒメナを用いたMAFの効果の研究から、MAF処理したテトラヒメナは酸素消費量が増加し、ミトコンドリアの膜電位が増加し、そしてATP産生量が増加することがわかりました。これらの結果から、MAFがミトコンドリアの電子伝達系を活性化すること、ミトコンドリアのマトリックスから膜間腔への水素イオンのくみ出しを促進して膜電位を上げること、ATP合成酵素によるATP産生量を増加することが予想されました。また、ミトコンドリアの働きが活性化すると、燃料である糖や脂肪の代謝が促進する可能性が示唆されました。さらに、筋肉へのポジティブな効果も予想されました。特に、遅筋化の促進による筋持久力の亢進の可能性です。

２－２．糖尿病モデルマウスへのMAFの効果

藤原隆史君はMAFがミトコンドリアを活性化するので、ミトコンドリアの酸素呼吸の燃料になる糖の代謝にもMAFが影響するのではないかと考え、２型糖尿病モデルマウスを用いて、MAFの効果を検証しました。その結果を紹介いたします（『紅茶とウーロン茶由来の高分子量ポリフェノール（ミトコンドリア活性化因子）のミトコンドリアの機能に対する効果』）。

ヒトの糖尿病には１型糖尿病と２型糖尿病があります。１型糖尿病は自己免疫疾患と考えられています。何らかの原因でリンパ球が膵臓のランゲルハンス島にあるB細胞を攻撃して破壊してしまいます。その結果、インスリンを産生できなくなり、高血糖状態が続き、生存を危うくします。このため、高血糖を是正し生存するために、注射によってインスリンを補う治療が必要です。１型糖尿病は子供や青年でも発症します。

一方、２型糖尿病は、遺伝的な要因に運動不足や食べ過ぎなどの生活習慣が加わって発症します。糖尿病患者のほぼ90％が２型で、中高年に多く発症します。２型糖尿病では、インスリンの働きが悪く血糖値が下がらないインスリン抵抗性の患者さんや、インスリンの分泌が減っているインスリン分泌低下の患者さんが

います。高血糖が是正できない場合は、まずは運動療法や食事療法による治療が行われ、症状が改善しない場合は薬やインスリン注射による治療を行います。

２型糖尿病には、２型糖尿病モデルマウスが開発されており、糖尿病の研究に利用されています。藤原君は、中田和人教授の指導の下、２型糖尿病モデルマウス（BSK.Cg-+Leprdb/+Leprdb/Jcl マウス。以下 db/db マウスと呼ぶ）に対する MAF の効果を調べました。

このマウスはアメリカのジャクソン研究所で開発されたもので、肥満・過食・高インスリン血症など顕著な糖尿病症状を発症します。これらの形質はマウスの第４染色体に位置する単一劣性遺伝子の支配を受けて発症します。この遺伝子は、diabetes と命名され、遺伝子記号 Leprdb で表します。ホモ個体（+Leprdb/+Leprdb）では血漿インスリン値の上昇が生後 10 ～ 14 日齢頃より始まり、生後４～５週齢頃より肥満になり始めます。体重の増加に伴い血糖値は上昇し、生後６週齢頃より尿蛋白陽性を呈するようになります。重症の個体はインスリンを投与しても血糖値のコントロールができません。ランゲルハンス島Ｂ細胞のインスリンの分泌が低下しています。

db/db マウスはレプチン（leptin）の受容体に異常を持ちます。レプチンは多量の脂肪を持つ脂肪細胞によって合成され、肥満の抑制や体重増加の制御を行う分子量 16,000 のペプチドホルモンです。レプチンは、脳にある視床下部というところに多数発現しているレプチン受容体を介して、食欲を抑える飽食シグナルを伝達し、交感神経活動亢進によるエネルギー消費増大をもたらします。そのため、レプチンリセプターに異常を持つdb/dbマウスは非常に食欲過剰で肥満になり、２型糖尿病を発症するわけです。ヒトでもレプチンリセプターに異常を持つヒトは、ほぼ常に食べ続けて７歳の時点で体重45 kgを超えることがあります。

藤原君はMAFがミトコンドリアを活性化すれば、糖や脂肪の分解が促進され、その結果、血糖値や内臓脂肪が減少するのではないかと予想したわけです。中田教授の助言があったかもしれませんが、素晴らしいインスピレーションです。db/dbマウスはかなり値段が高いので、テトラヒメナを用いるときとは比較にならないほど費用がかかりました。db/dbマウスの一匹の値段は１万円もしたのです。マウスの餌もいい値段でした。db/dbマウスを24匹ほど使う予定でしたので、テトラヒメナの培養にかかる費用（年間10万円くらい）とは雲泥の差です。しかし、幸いなことに、2003年から３年間、筑波大学の学内プロジェクト助成研究Ａ「ウーロン茶ポリフェノールによるミトコンドリア膜電位上昇と精子鞭毛運動活性化の分子機構の研究とその応用開発」が採択され、MAFに関する研究費として３年間で660万円を得ることができました。

ちょうどそのころ、MAFがウーロン茶よりも紅茶に多いことがわかりました。MAFプロジェクトをサポートしてくれた、筑波大学の技術移転マネージャーの林さんの尽力で、日東紅茶を販売している三井農林株式会社を訪問し、MAFを紹介するチャンスを得ることができました。私は三井農林の営業、研究、開発の担当者の前で、紅茶のMAFの生理効果に関してプレゼンテーションをさせていただきました。

そこでお会いしたのは、原征彦氏です。原氏は長年茶カテキンの研究開発に携わっておられ、まさに茶カテキン分野のリーダーでした。原氏は私たちが発見したMAFに大きな関心を示してくださいました。そして、うれしいことに、2005年から4年間、三井農林株式会社からMAFの研究と応用に関する共同研究費をいただけるようになりました。原氏からは、その後、現在に至るまで、MAFの研究開発で多大な尽力と援助をいただいております。

研究費のほうは何とかなったのですが、もう一つ問題がありました。MAFの分子量は、小澤哲夫先生の測定では9,000から18,000と非常に大きく、腸管から体内に吸収されないのではないかという問題です。この問題は企業でのプレゼンや学会でのプレゼンで多くの方から指摘されていました。

この問題を解決する中田教授の提案に、私は驚きました。彼の提案は、毎日 MAF をマウスの腹腔に注射するというものでした。確かに腸管から吸収されるかどうかという問題は解決できましたが、10 週間毎日、24 匹の db/db マウスの腹腔に MAF を注射しなければなりません。毎日、休みなく、間違えることなく、マウスを殺すことなく、腹腔に MAF を注射するのです。藤原君は躊躇することなく、この実験に取りかかりました。彼の勇気と決断力には頭が下がりました。

彼は db/db マウスを８匹ずつ３グループに分け、「コントロール群」は生理食塩水 0.1 ml、「９ μg MAF 群」は 0.09 mg/ml MAF を 0.1 ml、「27 μg MAF 群」は 0.27 mg/ml MAF を 0.1 ml、それぞれの群のマウスの腹腔に毎日注射しました。期間は 10 週間です。土曜、日曜もなく、毎日 24 匹の db/db マウスの腹腔に注射し、１週間ごとに全個体の体重を測り、２週間ごとに血液を採取して血糖値を測りました。この実験は筑波大学の「実験動物の世話と使用のためのガイド」にしたがって行いました。しかし、途中で死んでしまうマウスもいて、最終的にはそれぞれの群で生存していたマウスは５匹から６匹でした。

実験の結果は私たちの予想を超えるものでした。「27 μg MAF 群」では、９週目から体重増加が抑制されました（図８左）。血糖値は「９ μg MAF 群」と「27 μg MAF 群」で８週目から、コントロール群と比較して有意に低下しました（図８右）。

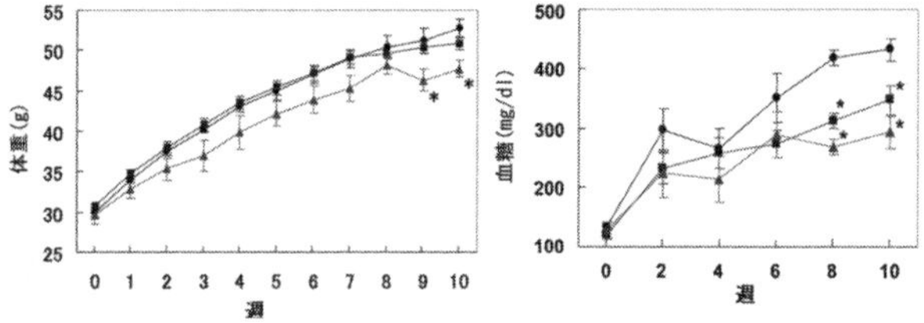

図8．２型糖尿病マウス（db/db マウス）の腹腔に MAF を注射した効果。左図. MAF の体重に及ぼす効果。右図. MAF の血糖値に及ぼす効果。●「コントロール群」(生理食塩水)。■「9 μg MAF 群」。▲「27 μg MAF 群」。＊は「コントロール群」との有意差ありを示す（P ＜ 0.05）。

さらに、10 週間後にそれぞれの群のマウスの肝臓の切片を観察したところ、「9 μg MAF 群」と「27 μg MAF 群」で脂肪肝の発症が顕著に抑制されていました（図９）。これらの結果は、腹腔に注射された MAF が体重増加と血糖値の上昇を抑制して、脂肪肝発症を抑えることを示していました。9 μg MAF で十分な効果があることは、私たちに大きな自信を与えてくれました。これらの結果に勇気を得て、藤原君は「MAF が経口投与でも効果を発揮するのではないか」と考えました。

腹腔への MAF 注射の実験が終わるや否や、藤原君は MAF を db/db マウスに経口投与する実験に取りかかりました。MAF を水に溶かしマウスに飲ませることにしました。db/db マウスを８匹ずつ３群に分けました。「コントロール群」は水、「MAF 群」は 0.02％ MAF 水溶液です。そして、MAF との比較のため緑茶のなかに 35％ほど含まれているエピガロカテキンガレート（EGCG）の 0.02％水溶液を飲ませる群を「EGCG 群」

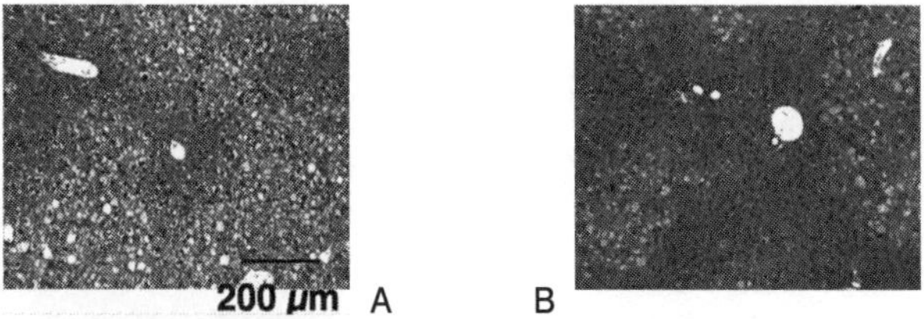

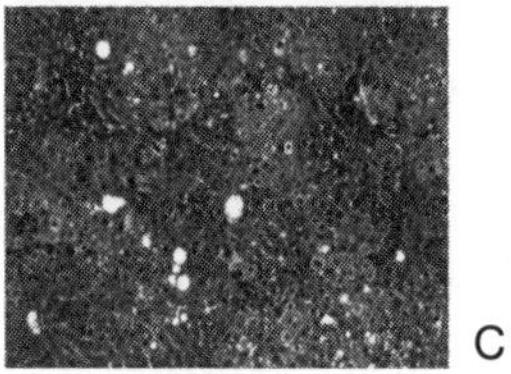

図9．2型糖尿病マウス（db/db マウス）の腹腔に MAF を注射した効果。A.「コントロール群」の肝臓の切片像。小さく白く抜けている部分は脂肪粒。脂肪肝を発症していました。大きく白く抜けている部分は血管。B.「9 μg MAF 群」の肝臓の切片像。脂肪肝発症は抑制されていました。C.「27 μg MAF 群」の肝臓の切片像。脂肪肝発症は抑制されていました。

としました。EGCG は緑茶カテキンのなかでは一番生理活性が強く、健康飲料としての緑茶の主要カテキンです。

MAF や EGCG の摂取量は、１週目は１匹当たり 2.3 mg/ 日で、10 週目には４mg/ 日に増加していました。これは節水量の増加によります。一方、摂餌量は 10 週間でほとんど同じで、面白いことに５週目から「MAF 群」が一番、摂餌量が多いことがわかりました。餌はたくさん食べるのに、体重の増加は「MAF 群」が一番低く、血糖値も「MAF 群」が一番低いことがわかりました（図 10）。

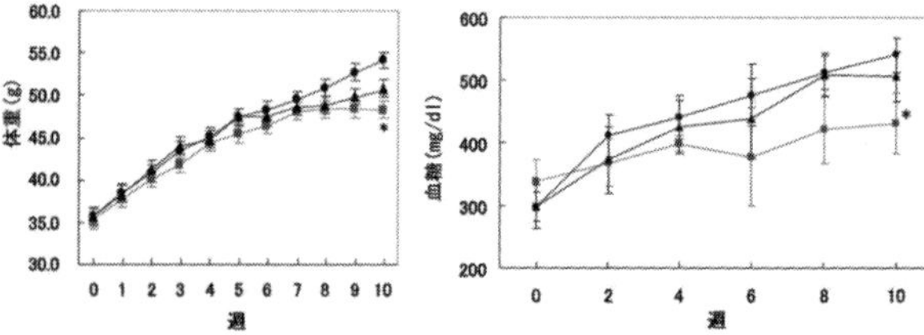

図 10. ２型糖尿病マウス（db/db マウス）に MAF を経口投与した効果。左図. MAF の体重に及ぼす効果。右図. MAF の血糖値に及ぼす効果。●「コントロール群」。■「0.02% MAF 群」。▲「0.02% EGCG 群」。＊は「コントロール群」との有意差ありを示す（P ＜ 0.05）。

そして、血清中の遊離脂肪酸量も「MAF 群」が一番低いことがわかりました（図 11）。さらに内臓脂肪量も「MAF 群」が一番低く（図 11）、脂肪肝の発症も「MAF 群」で顕著に抑制されていました。これらの結果は、経口投与した MAF が、体重増加と血糖値、血中遊離肪酸、内臓脂肪の上昇を抑制して、脂肪肝発症を抑えることを示していました。

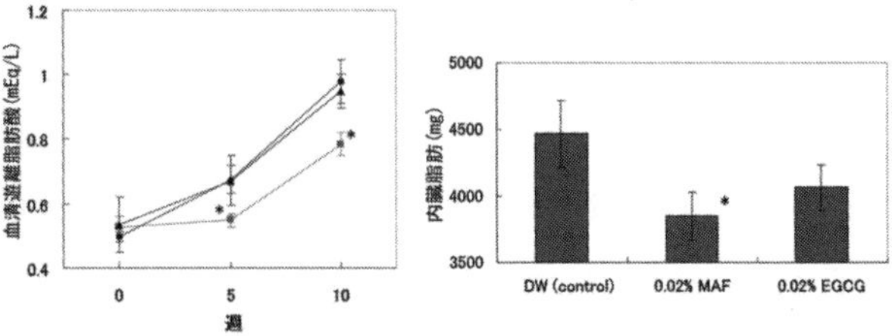

図 11.　２型糖尿病マウス（db/db マウス）に MAF を経口投与した効果。左図．MAF の血清遊離脂肪酸に及ぼす効果。●「コントロール群」。■「0.02% MAF 群」。▲「0.02% EGCG 群」。右図．MAF の内臓脂肪に及ぼす効果。＊は「コントロール群」との有意差ありを示す（P ＜ 0.05）。

腹腔に注射した実験では MAF 量は１日当たり９ μg と 27 μg で効果を示しました。一方、経口投与の場合の MAF 量は１日当たり 2.3 mg から 4 mg と、腹腔注射の場合の 100 倍から 400 倍も多かったのですが、同じような結果を得ることができました。これは MAF が腸管から吸収されること、その吸収効率はかなり低いことを示しています。しかし、経口投与でも MAF は効果を発揮することができるということは、私たちに希望を与えてくれました。MAF の効果をさらに調べるモチベーションが湧いてきました。

これらの実験を行った藤原君は MAF の研究で学位論文をまとめて博士（理学）を取得して、私の研究室を卒業していきました。彼の粘り強さ、ものに動じない勇気、明るい性格は素晴らしいと思います。そして、MAF を摂取した db/db マウスに対する彼のコメントが、次の研究展開のヒントになりました。それは、腹腔にMAFを注射した実験でも、MAFの経口投与実験でも、10週間経つと「コントロール群」のdb/dbマウスは毛の艶も悪くなり、ほとんど動き回らなくなるとのこと。一方、「MAF群」のdb/dbマウスは毛の艶も良く、よく動き回っているというのです。この話を聞いて、卒業研究生だった江口友昭君はMAFがマウスの運動能力に影響を及ぼすのではないかと考えました。この着想が、MAFの大きな可能性の扉を開きました。この話は第3章で紹介いたします。

コラム：ミトコンドリア

紅茶やウーロン茶の高分子ポリフェノールであるMAFが活性化するミトコンドリアについて紹介しましょう。ミトコンドリアは核を持つ真核細胞の細胞質に多数（数千個）、存在します。大きさは直径が0.5 μmで、長さは10 μmに達するものがあります。

私たちの細胞ではミトコンドリアは管状につながっており、細胞質の隅々まで延びています。面白いことに、管状のミトコンドリアは伸びたり縮んだり、ちぎれたり、くっついたりとてもダイナミックに動いています。ミトコンドリアが動いている動画を林純一氏から見せていただいたときは本当に驚きました。このダイナミックな動きは、ミトコンドリアのエネルギーを生産する働きの維持に関係しているようです。ミステリアスなミトコンドリアの働きについては、林氏の著書『ミトコンドリア・ミステリー　驚くべき細胞小器官のはたらき』に詳しく書かれています。

ミトコンドリアは外膜と内膜の二重の膜で囲まれていて、外膜と内膜の間を膜間腔、内膜の内側をマトリックスと呼んでいます。内膜はマトリックスに向かって突き出しており、これをクリステと呼びます（図12)。

内膜の上には電子伝達系の酵素群（複合体Ⅰ、Ⅱ、Ⅲ、Ⅳ）とATP合成酵素が存在します。電子伝達系の酵素群やATP合成酵素の数を増やすために、クリステを形成して内膜の面積を大きくしているわけです。

マトリックスにはミトコンドリア固有のDNAとリボソーム、そしてクエン酸回路の酵素群と脂肪酸酸化（β酸化）に関わる酵素が存在します（図12)。

ミトコンドリアのDNAは環状で、ヒトでは13種類のタンパク質をコードする遺伝子が載っています。ミトコンドリアのリボソームはこれらの13種類のタンパク質を合成します。

ミトコンドリアを構成するタンパク質は多数ありますが、これら13種類以外のタンパク質の遺伝子は核のDNA上に存在します。核の遺伝子由来のミトコンドリアのタンパク質は、細胞質のリボソームで翻訳されます。合成されたミトコンドリアのタンパク質にはミトコンドリア移行シグナル配列が存在して、間違いなくミトコンドリアに運ばれます。このシグナル配列はミトコンドリア行きの郵便番号のような役割を果たします。

ミトコンドリアの最も大事な役割は細胞のエネルギーの素であるATPを産生することです。

ATP産生はクエン酸回路と電子伝達系によって行われています。燃料は私たちが食物から吸収するブドウ糖（グルコース）と脂肪です。

ブドウ糖は細胞に取り込まれ、解糖系の酵素の働きで2個のピルビン酸に分解されます。ピルビン酸はミトコンドリアに入りアセチルCoAになり、クエン酸回路に入ります。クエン酸回路では、3分子の$NADH+H^+$と1分子の$FADH_2$がつくられます。ブドウ糖1分子からは6分子の$NADH+H^+$と2分子の$FADH_2$がつくられるわけです。$NADH+H^+$と$FADH_2$は大きなエネルギーを持った電子を、電子伝達系に供給します。

電子伝達系で、大きなエネルギーを持った電子（高エネルギー電子）は最初の電子供与体（NADH脱水素酵素複合体、複合体Ⅰ）に渡されます。次に、高エネルギー電子は電子供与体（複合体Ⅰ）から電子受容体（シトクロムbc1複合体、複合体Ⅲ）に渡されます。そして、複合体Ⅲは電子供与体となり、高エネルギー電子を電子受容体（シトクロムCオキシダーゼ、複合体Ⅳ）に渡します。電子は最終的にH^+やO_2とともに水を生成します。

電子供与体から電子受容体に電子が渡されるとエネルギーが放出され、このエネルギーにより水素イオン（H^+）ポンプを動かすことで、H^+が膜間腔にくみ出されます。ミトコンドリアの内膜の内外にH^+勾配が形成され、ミトコンドリアの膜電位が生じます。

MAFを処理したテトラヒメナやウニの精子ではミトコンドリアの膜電位が上昇しました。これは、電子伝達系の働きが上昇していることを示します。これがMAFによるミトコンドリア活性化の根拠です。

膜間腔にたくさん貯蔵されたH^+は内膜上のATP合成酵素を通ってマトリックスへ流れ込みます。このとき、H^+の移動に伴って放出されるエネルギーによってADPがATPにリン酸化されるため、電子伝達系とATP合成を酸化的リン酸化と呼んでいます。

水力発電にたとえてみれば、H^+はダム湖にためられた水、ATP合成酵素は発電機に対応します。水力発電では、大量の水を高いところから流し、その水流で発電機のタービンを回し発電します。電子伝達系では膜間腔にH^+をたくさん蓄え、H^+はATP合成酵素を通ってマトリックスに流れ込みます。このとき、ATP合成酵素はタービンのように回転して、そのときに生じるエネルギーでATPを産生します。水力発電とATP合成が似ていること、おわかりでしょうか？

もう一つの燃料、脂肪（脂質）について説明します。脂肪の大部分は脂肪酸です。細胞のなかに取り込まれた脂肪酸はミトコンドリアの表面にある酵素によって、反応しやすい形の脂肪酸アシルCoAになります。これを脂肪酸の活性化といいます。脂肪酸アシルCoAは脂肪酸アシル運搬体の働きでミトコンドリアのマトリックスに入ります。

炭素が16個直線状に並んでいる脂肪酸、パルミチン酸を例にして、脂肪酸の酸化作用（β酸化）について説明します。パルミチン酸は活性化されてパルミトイルCoAとしてマトリックスに入ります。そのCOOH末端（カルボキシ末端）から２炭素がアセチルCoAとして分離して、クエン酸回路に入ります。パルミチン酸は炭素数が16個なので、β酸化の反応全体で８個のアセチルCoAがつくられます。

クエン酸回路ではアセチルCoA１分子当たり、３分子の$NADH+H^+$と１分子の$FADH_2$がつくられるので、パルミチン酸の場合は24分子の$NADH+H^+$と８分子の$FADH_2$がつくられます。

ブドウ糖とパルミチン酸を比較すると、電子伝達系に供給される$NADH+H^+$と$FADH_2$の数はパルミチン酸のほうがブドウ糖より４倍多いことになります。その分、ATPの産生量もブドウ糖より脂肪酸であるパルミチン酸のほうが多くなります。

MAFを摂取した２型糖尿病モデルマウスでは、血糖値や血中遊離脂肪酸の量が低下することと内臓脂肪が低下することがわかりました。これは糖代謝や脂肪代謝が上昇し、ミトコンドリアでの酸素呼吸が盛んになっていることを示します。これは、MAF が個体レベルでもミトコンドリアを活性化している根拠です。

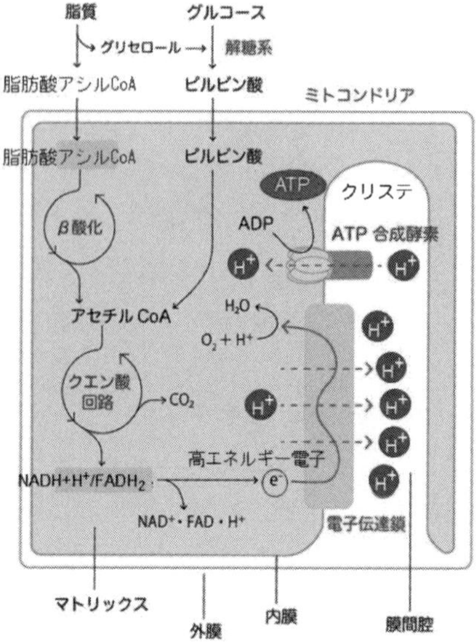

図 12. ミトコンドリアの働き。ミトコンドリアの燃料である脂肪のなかの脂肪酸は活性化された後、β酸化によってアセチル CoA になりクエン酸回路に入ります。一方、ブドウ糖（グルコース）は解糖系でピルビン酸となり、ミトコンドリアに入りアセチル CoA となってクエン酸回路に入ります。クエン酸回路で作られたＮＡＤＨ＋Ｈ$^+$とＦＡＤＨ$_2$は電子伝達系に高エネルギー電子を供給します。高エネルギー電子が電子伝達系を流れる過程で、Ｈ$^+$が膜間腔にくみ出されます。Ｈ$^+$が膜間腔からＡＴＰ合成酵素を通ってマトリックスに流れ込むときに、ＡＤＰを酸化してＡＴＰを合成します。この図は『生命系の理工学基礎　生化学　ミトコンドリアとは　構造や機能を分かりやすく解説』より改変。

第3章　MAFと体力

3－1．筋持久力に及ぼすMAFの効果

MAFを摂取した２型糖尿病モデルマウスは、10週間後にも元気に動き回っていましたが、摂取しないマウスは運動能力が落ちていることがわかりました。この結果を見て、藤原隆史君はMAFが筋肉にも作用しているとひらめきました。彼の直感から、筋持久力に及ぼすMAFの効果を江口友昭君が調べました。その結果を紹介いたします（『紅茶高分子量ポリフェノールはAMPKとGLUT4の間の関係を介して運動トレーニングによる筋持久力の改善を促進する』）。

MAFの効果にはミトコンドリアの酸素呼吸を活性化して、ATP産生を促す効果があります。その結果、酸素呼吸の材料である酸素の消費量と糖と脂肪の代謝が亢進します。MAFが糖代謝や脂肪代謝を促進することで、血糖値の低下、内臓脂肪の低下、脂肪肝の予防効果が促されるわけです。したがって、MAFには肥満、糖尿病、脂肪肝などの生活習慣病の予防効果があると考えられます。これが、MAFの効果の１本目の柱です。２本目の柱は、MAFの筋肉に及ぼす効果です。

筋肉には大きく分けて横紋筋と平滑筋があります。横紋筋には自由に動かすことができる骨格筋と、常に動き続ける心筋があります。平滑筋は消化管や気道の

内臓壁、血管壁などにある筋肉で内臓筋とも呼ばれます（『石井直方の筋肉の科学』）。

骨格筋は全体重の約40％を占めており、成人の安静時における代謝の約30％は骨格筋で行われています。骨格筋は摂取した糖のうち、最大で約8割近くを吸収しているので血糖調節の中心的役割を担っていると言っても過言ではありません。したがって、骨格筋は私たちの体の代謝恒常性に重要な役割を果たしている組織です。

骨格筋には2種類あることが知られています。瞬発系の運動に適した速筋と持久系の運動に適した遅筋です。速筋は白いので白筋と呼ばれています。一方、遅筋は赤いので赤筋と呼ばれています。この色の違いは、骨格筋内で酸素貯蔵を担っているミオグロビンタンパク質の量によります。ミオグロビンが多いほど赤色を呈するわけです。速筋にはミトコンドリアが少なく、エネルギー源であるATPは解糖によって供給されています。遅筋はミトコンドリアが多く、ATPはミトコンドリアでの酸素呼吸によって供給されています。

速筋と遅筋の組成は、アスリートの専門とする競技の特性やその経験年数などで大きく異なることが報告されています。一般の人の場合は、速筋と遅筋が約50/50の比率であることが報告されています。一方で、長距離および中距離ランナーは筋繊維の60～70％が遅筋で、反対にスプリンターは80％が速筋であるといわれています。さらに、一流のパワーリフターやウェートリフターは、60%が速筋繊維であることが報告されています。これらの組成の違いは、筋繊維タイプがトレーニングにより変化することに起因しています。

一般的に、持久的なトレーニングにより遅筋繊維の割合が増加し、レジスタンストレーニングにより速筋繊維の割合が増加します。遅筋繊維は、持久能力（収縮を持続できる能力）が高く、酸化的筋繊維とも呼ばれています。一方、速筋繊維は一般人に比べアスリートに顕著に多いため、アスリートの繊維とも呼ばれています。トレーニングにより筋繊維組成は変化しますが、増加するのは酸化的筋繊維である遅筋繊維のみです。速筋繊維は、トレーニングでは増加しません。

前述のように、持久的トレーニングを行うと速筋は遅筋に変化します。この遅筋化に関しては、よく研究が進んでいます。持続的な筋肉運動によって、細胞内エネルギーの低下、つまりATPの量が低下すると、ATPの分解産物であるアデノシン1リン酸（AMP）が増加します。このAMPは、エネルギーセンサーとして働くAMP活性化プロテインキナーゼ（AMPK）を活性化します。AMPKは、遅筋化に関わる遺伝子発現を制御するPGC-1αを活性化します。その結果、筋肉の遅筋化が進行するわけです。

遅筋化が起きている筋肉のなかでは、筋肉のなかの太い繊維を構成するミオシンが速筋タイプから遅筋タイプに変化します。このとき、筋肉内のミトコンドリア量、ミオグロビン量、毛細血管も増加します。ミオグロビンは分子量約17,500の色素タンパク質で、赤血球のヘモグロビンが運んできた酸素を筋肉で受け取り、筋繊維に酸素を運ぶ働きをします。遅筋の赤い色はミオグロビンに由来します。毛細血管が増加するのは、筋肉に多くの酸素を供給するためです。そして、筋肉への糖の取り込みが増加し、脂肪代謝も増加します。この変化を遅筋化と呼びます。遅筋化によって筋持久力が向上します。

2007年に卒業研究生として沼田研究室に入ってきた江口君はトライアスロンの選手で、筋力アップ、特に筋持久力アップに強い関心を持っていました。トライアスロンの成績向上につながる研究をMAFを使ってやりたいと考えていました。藤原君、江口君、そして私はMAF研究の今後の展開について話し合いました。ミトコンドリア研究が専門の中田和人教授にも相談に乗ってもらいました。その結果、私たちは、MAFがミトコンドリアを活性化して、遅筋化を促し、そして筋持久力を向上させるのではないかという仮説を立てました。この仮説を証明しようという提案は、トライアスロン選手である江口君にとっても魅力的な研究テーマだったようです。私にとっても、彼のMAF研究参加は願ってもない好機でした。

江口君を伴い、頼りになる後輩でかつ優秀な共同研究者である筑波大学体育系の武政徹教授の研究室に向かいました。武政教授は骨格筋の分子運動生理学的研究の専門家で、MAFによる遅筋化の研究のための最高の共同研究者でした。マウスを使った、MAFによる遅筋化の研究に関してお願いしたところ、江口君の研究指導も含めて協力していただけるとのこと。ここに「筋肉に対するMAFの効果を検証する研究プロジェクト」がスタートしました。

武政教授は、私が筑波大学で初めて関わった基礎生物学実験の最初の学生の一人でした。卒業研究では私の恩師でもある渡邉良雄教授の研究室に入り、テトラヒメナの繊毛内のカルシウム結合タンパク質の研究をして、博士号を取得しました。以来、彼とは37年の付き合いがあり、遅筋化の研究に挑むことになった私は最高のパートナーと組み、「筋肉に対するMAFの効果を検証する研究プロジェクト」は次々に面白い成果を挙げていきました。

その第一弾は、MAFによる骨格筋の持久力増進効果です。マウスを用いた筋持久力増進を調べる実験にはトレッドミルの上を走らせる実験と、重りをつけて水中を泳がせる実験があります。今回は、トレッドミルの上を走らせるトレーニングを行い、トレーニング効果を調べる実験を行いました（図13）。その方法は、マウス（C57BL/6: 実験に一般的に使う純系マウス）を、①非トレーニング群、②非トレーニングMAF摂取群、

③トレーニング群、④トレーニングMAF摂取群の４群８匹ずつに分けました（『紅茶高分子量ポリフェノールはAMPKとGLUT4の間の関係を介して運動トレーニングによる筋持久力の改善を促進する』）。

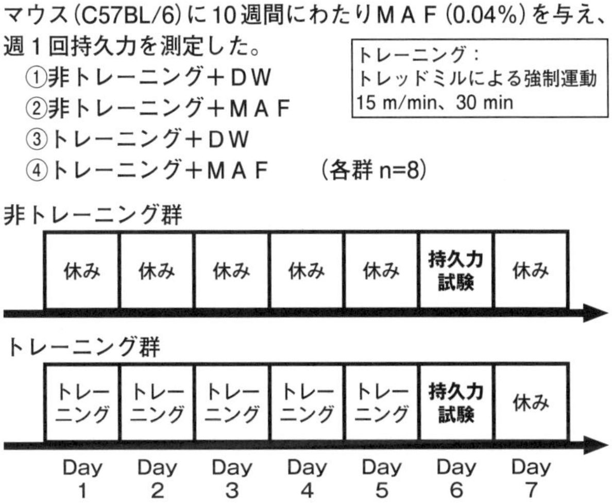

図13. MAFの持久力に対する効果の検証方法。

トレーニング群は５日間トレッドミルによる運動をさせます。運動時間は30分でトレッドミルの速さは15 m/分です。６日目に漸増負荷試験を行い、走行時間と走行距離を測定します。漸増負荷試験は10％の傾斜をつけたトレッドミルの速度を徐々に増加させていき、マウスが疲労して走れなくなるまでの時間を測ります。トレッドミルの速度は、はじめの４分間は10 m/分で、

4分ごとに速度を2m/分ずつ増加させます。7日目はお休みです。これが1週間ずつ、9週間繰り返されました。一方、非トレーニング群は5日間お休み、6日目に漸増負荷試験を行い、7日目もお休みという1週間のセットを9週間行いました。

その結果、非トレーニング群では、MAFの摂取に関わりなく、走行時間の穏やかな延長が見られました。一方、トレーニング群では1週間後に走行時間が大きく増加し、非トレーニング群とは大きな差が生じました。その後、MAF摂取群では摂取しない群より、走行時間が徐々に延長することがわかりました。7週間後には有意差も見られました（図14）。この結果は、トレーニング群ではMAFの摂取によって、筋持久力が亢進することを示しています。

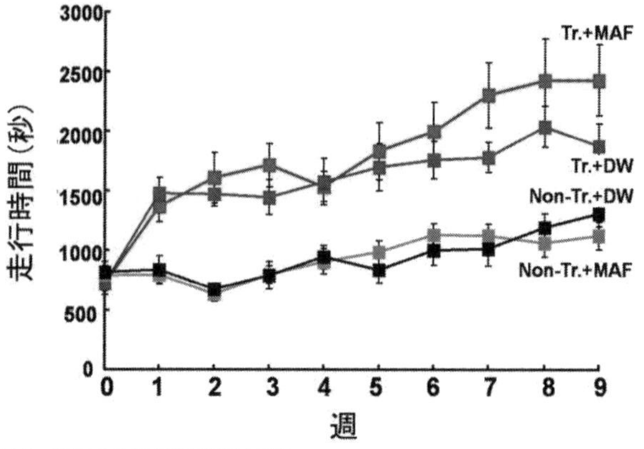

図14. MAFの走行時間に及ぼす効果。

次にトレーニング後のマウスより後肢足底筋を採取して、筋肉の生理生化学的な性状を調べました。その結果、筋肉に糖を取り込むグルコース運搬体４（GLUT4）遺伝子の発現量が、トレーニングMAF摂取群ではトレーニング群の２倍になっていることがわかりました。これはトレーニングMAF摂取群では糖の取り込みが増加していることを示します。また、トレーニングMAF摂取群ではトレーニング群よりも、①細胞内のATP消費量を感知するAMP活性化プロテインキナーゼ（ATPK）が活性化していること、②骨格筋の遅筋化を誘導するPGC-1αが活性化していること、③遅筋型ミオシン重鎖Ⅱaが増加していること、などが明らかになりました。

これらの結果から、MAFによる骨格筋の遅筋化促進の道筋を表したのが図15です。筋肉の遅筋化は持久的な運動によってカルシウムイオンとAMPKを介して、PGC-1αの活性化を引き起こします。PGC-1αは遅筋化のキーファクターで、ミオグロビンの合成、ミトコンドリアの形成、遅筋型ミオシン重鎖の合成などを促し、骨格筋の遅筋化を促進します。一方、MAFはAMPKを活性化することで、運動による遅筋化をさらに促し、筋持久力が向上すると考えられます。

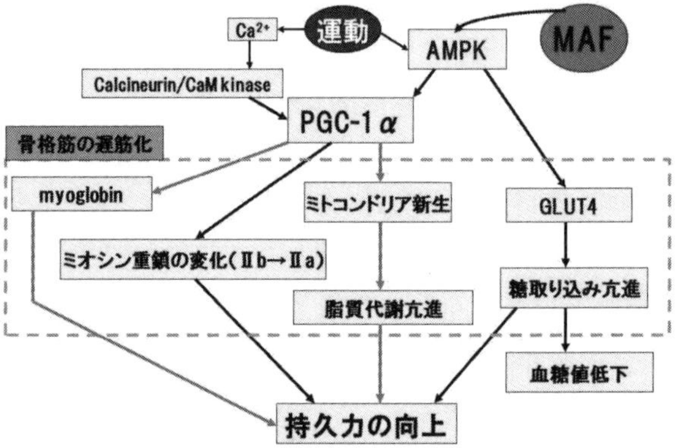

図15. 持久力向上に及ぼすMAFの効果。

武政教授はMAFに関する予想が見事に当たり、とても驚いていました。そして、MAFがミトコンドリアの酸素呼吸を活性化することが、筋持久力向上を引き起こす最も大事な要因だと強調されました。

運動すると筋肉中のATPが減少します。ATPが加水分解するからです。ATPは分解して、アデノシン2リン酸（ADP）とリン酸になり、エネルギーが放出されます。このエネルギーを使ってミオシンが、アクチン繊維を手繰り寄せることによって、筋肉は収縮します。ADPはさらに分解してアデノシン1リン酸（AMP）になります。筋肉のなかにAMPが増えると、AMPはAMPKを活性化します。活性化したAMPKは、骨格筋でのグルコースの取り込みと、脂肪酸の酸化を促します。

取り込まれたグルコースは解糖系でピルビン酸になり、ピルビン酸はミトコンドリアに入ってアセチルCoAとなりクエン酸回路に入ります。クエン酸回路と電子伝達系での酸素呼吸の結果、ATPが合成されます。

一方、脂肪酸の酸化はミトコンドリアで行われます。その結果、形成されたアセチルCoAがクエン酸回路に供給され、クエン酸回路と電子伝達系での酸素呼吸の結果、ATPが合成されます。AMPKはATPが枯渇したときに、解糖系やミトコンドリアでのATP産生を促し、ATPレベルを一定に保つ重要な役割を担っています。

AMPKのもう一つの大切な働きは、PGC-1αを活性化して遅筋化を促すことです。私たちの研究で、MAFはAMPKに働きかけ、AMPKを活性化することが明らかになりました（図15）。これは私の予想ですが、MAFはAMPKを活性化することで、遅筋化の促進と同時に、ミトコンドリアの酸素呼吸も促進するのではないかと考えています。そして、私は確信したのです。まさに、MAFはアスリートやスポーツ愛好家にとって夢のサプリメントであると。

コラム：遅筋化

骨格筋の繊維タイプ

私たちの全体重の約40％が骨格筋です。成人の安静時における代謝の約30％を骨格筋が占めています。そのため、骨格筋は血糖調節（摂取した糖のうち、最大で約8割近くが血糖となります）と代謝の恒常性維持に重要な役割を果たしています。表1に骨格筋の繊維タイプをまとめました。

表1．筋繊維のタイプ

筋タイプ	色	ミオグロビン量	ミオシンタイプ	ATP供給機構	ミトコンドリア	疲労耐性
遅筋	赤	極めて多い	Ⅰ	酸素呼吸 SO	極めて多い	極めて多い
速筋	ピンク	多い*	Ⅱa	酸素呼吸と解糖系 FOG	多い*	高い*
速筋	白	中間	Ⅱd/x	解糖系 FG	中間	中間
速筋	白	少ない	Ⅱb	解糖系 FG	少ない	低い

タイプⅡa繊維のミオグロビン量の「多い」、ミトコンドリアの「多い」、疲労耐性の「高い」に*を付けたのは、持久的トレーニングによってはタイプⅠ繊維に匹敵するぐらいにミオグロビン、ミトコンドリアが多くなり、疲労耐性も高くなる可能性があるからです。この表は『石井直方の筋肉の科学』を参考にして武政徹教授のご指導の下で作成しました。

筋繊維は、①収縮特性、②筋肉の色、③筋肉の代謝特性、④ミオシン繊維を構成するミオシンの種類、の4種類の指標などを使って分類されます。

①収縮特性

骨格筋を構成する筋繊維は、単発の電気刺激を与えたときに、素早く収縮する速筋繊維と、ゆっくり収縮する遅筋繊維に分類されます。

②筋肉の色

骨格筋の筋繊維には白く見える白筋と赤く見える赤筋、その中間のピンク色に見えるピンク筋があります。この色の違いは、ミオグロビンという、筋繊維内で酸素を運搬する赤い色素タンパク質の含有量によっています。ミオグロビンは、血中のヘモグロビンが運んできた酸素を受け取り、筋肉のなかに酸素を運び入れる役割を持ちます。白筋は速筋繊維に、赤筋は遅筋繊維に対応します。ピンク筋は速筋繊維と遅筋繊維の中間タイプで、アスリートの筋ともいわれています。

③筋肉の代謝特性

筋繊維はその代謝特性から、収縮に必要なATPを酸素を必要としない解糖系で供給するタイプ「FG」(fast glycolytic) と、ATPを酸素を必要とするミトコンドリアの酸素呼吸で供給するタイプ「SO」(slow oxidative)、そしてどちらの代謝もやってのける中間的タイプ「FOG」(fast oxidative-glycolytic）の３種類に分けられます。FGは速筋繊維に、SOは遅筋繊維に対応し、FOGは速筋ですが有酸素代謝も得意なタイプです。

④ミオシン繊維を構成するミオシンの種類

ここで筋肉の構造を簡単に説明しましょう。筋肉は筋繊維が束になったものです。筋繊維は筋原繊維が束になったものです。筋原繊維は基本単位であるサルコメアの繰り返し構造です。サルコメアは主にミオシン繊維とアクチン繊維から構成されています。

ミオシン繊維の構成タンパク質であるミオシンは４種類あります。遅筋繊維のミオシンはⅠ型ミオシンです。速筋繊維のミオシンはⅡ型ミオシンです。Ⅱ型ミオシンはさらにⅡa、Ⅱd/x、Ⅱbの３種類のミオシンに分けることができます。より遅筋型なのがⅡa型ミオシン、Ⅱa型ミオシンより速筋型なのがⅡd/x型ミオシン、最も収縮速度が速いのがⅡb型ミオシンです。

筋繊維の色とミオシンのタイプを対応させると以下のようになります。Ⅰ型ミオシンを含む遅筋繊維は赤く、Ⅱd/x型ミオシンやⅡb型ミオシンを含む速筋繊維は白色、Ⅱa型ミオシンが多い筋繊維はそれらの中間的なピンク色をしています。

したがって、持久力がある赤い遅筋繊維はⅠ型ミオシンを持ち、スピードと持久力を併せ持つピンク色の速筋繊維はⅡａ型ミオシンを持ち、一番スピードがある白い速筋繊維はⅡd/x型ミオシンを持つわけです。

筋繊維タイプの組成

マウスのような小動物の筋肉にはⅡｂ型ミオシンが多く見られますが、ヒトの筋繊維を調べるとⅡｂ型ミオシンはほとんどないことがわかりました。さらに、筋繊維タイプの組成は、一般人とアスリートでは大きく異なることが報告されています。一般人は、速筋繊維（Ⅱd/x型ミオシンとⅡａ型ミオシン）と遅筋繊維（Ⅰ型ミオシン）が約１：１の比率であることが報告されています。一方で、長距離および中距離ランナーは筋繊維の60～70％が遅筋繊維で、反対にスプリンターは80％が速筋繊維であるといわれています。これらの組成の違いは、生まれつき遺伝的に決まった筋繊維タイプ組成をベースにして、トレーニングにより適応変化することに起因しています。

一般的に、持久的なトレーニングによりⅠ型ミオシンを含む遅筋繊維の割合が増加します。一方、レジスタンストレーニングによりⅡａ型ミオシンを含む速筋繊維の割合が増加します。遅筋繊維やⅡａ型ミオシンを含む速筋繊維は、持久能力が高く、ミトコンドリアでの酸素呼吸でATPを供給しているので酸化的筋繊維とも呼ばれています。また、Ⅱa型ミオシンを含む速筋繊維は一般人に比ベアスリートに顕著に多いため、アスリートの繊維とも呼ばれています。トレーニングにより筋繊維組成は変化しますが、増加するのは酸化的筋繊維のみです。Ⅱd/x型ミオシンを含む速筋繊維は、トレーニングによりその割合は増加しません。

遅筋化に伴って起こること

筋繊維タイプの移行に関して、Ⅰ型ミオシンを含む遅筋繊維への移行を遅筋化と呼びます。遅筋化についてはよく研究が進んでいます。持続的な運動によるATPの消費とATPの需要の増加は、AMPKを活性化します。AMPKは細胞のATP量が(運動などで)急激に減ったことを警告してくれる酵素で、ブドウ糖と脂肪酸の細胞への取り込みを促し、ミトコンドリアでの酸素呼吸によるATP産生を促進します。また、AMPKは遅筋化を促進するPGC-1αを活性化します。PGC-1α遺伝子を過剰発現したマウスは全身の筋肉が遅筋化することが知られています。

遅筋化で見られる筋繊維の変化は、ミオグロビンが増加して色が赤くなること、毛細血管が増加すること、ミトコンドリアが増加すること、ブドウ糖や脂肪酸の取り込みが増加し、これらを分解してATPをつくり出す代謝が活性化することなどです。

ヒトの持久力トレーニングによる遅筋化では、Ⅱd/x型ミオシン繊維からⅡa型ミオシン繊維へと移行することがよく知られています。速筋繊維がより遅筋化するわけです。さらに、ウサギを使った非生理学的な実験により、Ⅱ型ミオシンを含む速筋繊維からⅠ型ミオシンを含む遅筋繊維へ移行することは確認されていますが、ヒトではこのことはまだ証明されていないようです。速筋繊維と遅筋繊維の間には乗り越えられない障壁があるのかもしれません。

３－２．MAF は生活体力年齢を若返らせる！

カーブスジャパンの女性会員を対象にして行った、人工合成 MAF のヒト介入試験について紹介いたします。人工合成 MAF については５章５－１、MAF は人工合成できる！で詳しく紹介します。この試験では興味深いことに、MAF が生活体力年齢を若返らせることが明らかになりました。その結果を紹介いたします（『茶葉由来高分子ポリフェノール摂取が運動習慣のある中高齢女性の生活体力年齢に及ぼす影響：ランダム化比較試験』）。

MAF のヒト介入試験では運動習慣のある中高年女性に MAF を経口摂取してもらい、生活体力年齢に及ぼす影響を検証しました。関係者の作為を完全に排除するため、二重盲検化並行群間ランダム化比較試験で行いました。この試験はプラセボ（プラセボは薬と外見上はまったく同じで、中身はデンプンや糖分などでつくられています）と MAF の効果を比較するために行われました。

MAF 摂取を開始する前に、MAF とプラセボいずれの試験品を摂取するのか群分けを行いましたが、作為的に一定条件の被験者が特定の群に偏らぬようにするためにランダム化を行いました。そして、誰がプラセボあるいはMAFを摂取しているかが、研究者も被験者本人もわからない状態（二重盲検化）で試験を実施しました。

試験を実施したのは、茨城県つくば市と土浦市にあるカーブスジャパンの３つのフィットネス教室で、期間は2019年２月１日（金）から４月21日（火）までの80日間でした。研究に先立って、事前説明会を開催し、研究参加者には研究の目的および研究参加に伴う危険性について口頭で十分に説明し、研究参加の同意を書面で得ました。

参加していただいた70名の中高年女性（55～69歳）をプラセボ群35名とMAF群35名にランダムに分けました。プラセボ群はコーンスターチを含むカプセルを、MAF群はMAFを含むカプセルを１日２回、80日間摂取してもらいました。１日当たりのMAF摂取量は１gです。MAFを含む標品の組成は、MAF（約34％）、テアフラビン類（約45％）、カテキン類（約2.3％）、カフェイン（約２％）でした（表２）。摂取期間中、すべての参加者には週２回以上のサーキット運動（１回30分）の実践をお願いしました。

生活体力年齢は上肢筋力、移動、姿勢変化を評価する８種目の体力測定項目より算出しました。８項目の内容は、握力、閉眼片足立ち、長座体前屈、起立時間、連続上腕屈伸、８の字歩行、ファンクショナルリーチ、連続立ち上がり動作です。これらは藪下典子氏らの論

表2．人工合成 MAF180901 の組成（%）

MAF	34.00
テアフラビン	45.06
テアフラビン 1	7.13
テアフラビン 2A	12.30
テアフラビン 2B	7.86
テアフラビン 3	17.77
没食子酸	0.04
エピガロカテキン	0.05
カテキン	0.05
エピガロカテキンガレート	0.23
エピカテキン	0.17
ガロカテキンガレート	0.03
エピカテキンガレート	1.51
カテキンガレート	0.29
カフェイン	1.99
テルペンなど	Approx. 16
合計	100.00

文『高齢男性における体力年齢推定式の提案』を参考にして選びました。８項目の測定方法の詳細は以下のとおりです。

① 握力：握力計（竹井機器工業、GRIP-D TKK-5401）を片手に持ち、両腕を体側で自然に下げ、リラックスした状態で、握力計を可能な限り強く握り、左右２回ずつ測定し、４回の記録の平均値を採用しました。

② 閉眼片足立ち：両手を腰に当てた状態で自然に立ち、片方の足を床から約20 cm上げてバランスを取り、目を閉じてもらいます。支持足が動いたり、腰に当てた手が離れたり、上げている足が着地した時点でバランスがくずれたものと判断しました（最高60秒で満点）。２回測定し、２回の記録の平均値を採用しました。

③ 長座体前屈：壁に頭、背中、臀部をつけた状態で足を伸ばして座り、息を吐きながら指先で長座位体前屈計（竹井機器工業、TKK-5112）のカーソルを押しながら徐々に前傾してもらいます。初期姿勢から最大前屈時の移動距離を目盛りから読み取ります。爪先より遠くであればプラスcmとして記録しました。２回測定し、２回の記録の平均値を採用しました。

④ 起立時間：仰向けになって寝ている姿勢から、可能な限り速く起き上がり、直立する時間を測りま

した。2回測定し、2回の記録の平均値を採用しました。

⑤ 連続上腕屈伸：背もたれのない椅子に座り、重さ2.0 kgのダンベルを利き手に持ち、両腕を下げた状態から、30秒間利き手の肘関節を可能な限り速く屈曲・伸展するよう求め、その回数を測りました。測定回数は2回、2回の記録の平均値を採用しました。

⑥ 8の字歩行：床に引かれた1.5 × 3.6 mの長方形の長い辺の両端にコーナーポイントを置き、向かい側の長い辺の真ん中の背もたれのついた椅子を、コーナーポイントに対し背中向きに置きます。試験対象者は椅子に座り、合図によって立ち上がり、左後方にあるコーナーポイントをできる限り速く歩いて回ってから、元の位置まで戻って椅子に座ります。すぐに立ち上がり、次は右後方にあるコーナーポイントをできる限り速く歩いて回ってから、元の位置まで戻って椅子に座ります。その所要時間を測りました。これを2回行い、2回の時間の平均値を採用しました。

⑦ ファンクショナルリーチ：右腕を壁側に近づけた状態で壁に横向きに垂直に立ち、両腕を肩の高さまで前方に上げ、中指の先端を0 cmとしました。腕を肩の高さに保ったまま、可能な限り前方に移動できた距離を測定しました。このとき、踵は浮

かせないように指示しました。２回測定し、２回の平均値を採用しました。

⑧ 連続立ち上がり動作：両腕を胸の前で交差し、背中を伸ばした状態で背もたれのついた椅子に浅く腰掛けます。合図とともに椅子から立ち上がって直立姿勢を取り、再び椅子に腰掛ける動作を30秒間繰り返してもらい、その回数を測りました。１回測定し、その記録を採用しました。

その結果、生活体力年齢はプラセボ群では1.48歳、MAF群では3.01歳若くなりました。年齢変化の程度はMAF群のほうが1.53歳、大きいことがわかりました。80日間のMAF摂取とサーキット運動の組み合わせは、生活体力年齢を若くする可能性が示されました。

このヒト介入試験に参加してくださったカーブスジャパンの会員の方々は、ベテラン会員が多く、数年間、コンスタントに週数回のサーキット運動（１回30分）を行っておられるとのことでした。そういう方々でも、80日間のサーキット運動で1.53歳も若返ることは素晴らしいことだと思います。この運動を継続すれば、若さを保ち、日常生活には困らないと思います。そして、私が強調したいことは、MAF摂取とサーキット運動の組み合わせが、生活体力年齢の1.53歳のさらなる若返りを実現したことです。被験者のご婦人たちから、MAFを早く商品化してくれというご要望をいただきました。

私たちは、運動未経験の中高年の方のほうが、生活体力年齢のさらなる若返りが実現できるのではと期待しています。次の機会には、運動未経験者を対象とした、ヒト介入試験を実施したいと思っております。

ヒト介入試験での生活体力年齢の若返りという結果を手土産として、2019年8月のはじめに、人工合成MAFを提供してくださった湖南農業大学の劉仲華教授の研究室を訪問しました。人工合成MAFに関しては、第5章で詳しく紹介いたします。

筑波大学側のヒト介入試験の結果を劉教授に報告し、今後の方針を話し合いました。いま中国でも高齢化が問題になっており、アンチエイジングが喫緊の課題になっているとのこと。13億人が住む中国ではアンチエイジングビジネスは末広がりとのこと。劉教授が生産しているテアフラビンの組成は、テアフラビン類が約45％、MAFが約34％も含まれております。劉教授は、彼らが生産しているテアフラビンから、テアフラビン純品とMAF純品を調製して、両者の効能比較をしたいとのことでした。

私たちが行った実験では、没食酸を2つ持つテアフラビン3はMAFの3分の2くらい、没食酸を1つ持つテアフラビン2Aとテアフラビン2BはMAFの半分くらい、ミトコンドリアの膜電位を上げました。一方、没食酸を持たないテアフラビン1にはミトコンドリアの膜電位を上げる活性がありません（第４章参照）。

今回、湖南農業大学から提供されたMAF 180901（今回のヒト介入試験で使用したもの）の組成を見ると、ミトコンドリアの膜電位を上げることができる、テアフラビン2A、テアフラビン2B、テアフラビン３は合計で37.93％含まれており、MAFと同じくらいの含量でした（表２）。私はこれらのテアフラビンにもMAFと同じ効能があると期待しています。MAF180901にはMAFと３種類のテアフラビンがおよそ72％含まれていますので、これぐらいの標品がコンスタントに生産できれば、実用化、商品化の可能性は高いと考えています。

ということで、私と劉教授は将来の展望に大きな希望を持つことができました。しかし、新型コロナウイルスの流行のために、交流ができない状況です。状況が好転したら、また湖南農業大学を訪問して、今後の作戦を練りたいと思います。

コラム：生活体力年齢

MAFが生活体力年齢を若返らせる効果があることを紹介しました。ここでは体力、日常生活動作、そして年齢との関係を考えてみたいと思います。

まず体力についてです。体力は人が生活していくための基本的な能力です。体力は「運動をするための体力（行動体力）」と「健康に生活するための体力（防衛体力）」に分けることができます。体を動かすこと・健康を保つことへの意欲、気力、精神的ストレスへの抵抗力など、精神的な面の充実を図ることも重要です。体力には身体面・精神面の両方が含まれているのです。ここでは身体面のことについて紹介します（『体力とは』）。

運動をするための体力は、行動体力といいます。体を動かすために必要な基本的な身体的能力のことです。行動体力は「行動を起こす能力」「行動を持続する能力」「行動を調節する能力」の3つに分けられます。

「行動を起こす能力」は、筋力や垂直跳び・立ち幅跳びなどの瞬発力を指しています。

「行動を持続する能力」は、筋持久力や全身持久力のことを指します。特に全身持久力には呼吸や血液の循環によって酸素を運ぶ能力が含まれており、健康のために重要な能力です。
「行動を調節する能力」は、運動の目的に合わせて身体の動きを調節する能力です。敏捷性・平衡性・巧緻性・柔軟性などです。体力測定の反復横跳びや目を閉じての片足立ち、ジグザグ走や伏臥上体反らしなどが当てはまります。

健康に生活するための体力は、防衛体力といいます。体の健康を維持し、病気にならないようにする身体的能力のことです。具体的には、インフルエンザにかかりにくいなど、感染症などの病気に対する抵抗力のことです。生活習慣病に関わる血圧、総コレステロール値、肥満傾向などの値で表すことができます。これらの値を現在より下げ、健康な状態で生活できる基本的な体力を高めることが必要です。

老化とともに日常の動作が不自由になります。「立ったまま靴下がはけない」「ワイシャツの袖口のボタンがはめられない」「お風呂から出るときに手すりに頼る」など、いままで簡単にできたことができなくなり、自分の老化を感じるときがあります。

日常生活のなかで生じる基本的な動作を、ADL（Activities of Daily Living＝日常生活動作）と呼びます。この日常生活動作ができるかできないかは、本人が自力で生活できるか、介護を必要とするかを決定する要素になります（『介護をするうえで知っておきたいＡＤＬ（日常生活動作）の基礎知識』）。

老後の暮らしを占うキーワードでもある「日常生活動作」には、①身の回りの動作、②移動動作、③そのほかの生活関連動作の３つの動作があります。それぞれについて簡単に説明いたします。

①身の回りの動作

決まった時間の起床・就寝、着替え、整髪、洗顔、食事、排せつ、入浴など

②移動動作

屋内や外出時の移動（歩行）など

③そのほか生活関連動作

家事動作（料理、洗濯、掃除など）、交通機関の利用など

これらが「日常生活動作」にあたります。年を取るとともに、こういった動作の一つ一つができなくなる、もしくは時間がかかるようになると「日常生活動作が低下した」とみなされます。

「日常生活動作」をスムーズに行うためには、行動体力の維持が重要になってきます。行動体力は年齢とともに低下します。したがって、年齢を尺度とした体力評価、すなわち体力年齢が、日常生活動作をスムーズに行うことができるかどうかの判断基準となります。

体力年齢を推定するためには、高齢者が「日常生活動作」を円滑に遂行するために必要な体力を測定しなければなりません。藪下氏らは高齢者に必要な体力を上肢の筋力、移動能力、そして姿勢変換であると考え、以下の８種類の測定項目を設定しました（『高齢男性における体力年齢推定式の提案』）。

上肢の筋力に関わる測定項目としては、握力の低下や上腕二頭筋の筋力の低下が「日常生活動作」の低下を引き起こすことから、握力と連続上腕屈伸を選びました。

移動能力に関わる測定項目としては、移動のための歩行能力を測定するために８の字歩行、体を支える下肢の筋力を測定するために連続立ち上がり動作、移動中の体勢維持と平衡性を測定するために閉眼片足立ちを選びました。

寝た状態から起き上がるとき、あるいは物をよけるときの姿勢変換に関わる測定項目としては、起立時間、ファンクショナルリーチ、長座位体前屈を選びました。

藪下氏らは上記８項目、すべてを利用した体力年齢推定式を作成しました。ここでは煩雑になるため、体力年齢推定式は省略いたします。興味がある方は文献（『高齢男性における体力年齢推定式の提案』）をご覧ください。

この体力年齢推定式が有効である根拠は、次の3点です。

第一は、この体力年齢推定式で得られた体力年齢は暦年齢（実際の年齢）との間で有意な相関関係を示しました。

第二は、異なる集団で体力年齢の平均値と暦年齢の平均値を比較した結果、両者に有意な差がないことがわかりました。異なる集団でも、体力年齢と暦年齢との間で有意な相関関係を示したのです。

第三は、6カ月以上運動を行った後に、体力年齢を測定したところ、暦年齢に比べて、体力年齢が若かったことがわかりました。運動を積極的に行っている集団では、体力年齢が若返ることを示唆しています。

これらの結果から、藪下氏らは作成した体力年齢推定式が運動の前後における体力評価や、縦断的な調査研究に使用できると結論しています。

生活体力年齢というのは暦年齢とほぼ同じですが、運動を習慣としている人では生活体力年齢が若返り、「日常生活動作」を円滑に行うことができます。一方、運動習慣を持たない人は生活体力年齢が暦年齢より高くなり、「日常生活動作」に支障をきたすようになります。

MAFの生活体力年齢に及ぼす効果に関しては、

上記８項目を測定し、藪下氏らが提唱している体力年齢推定式によって、生活体力年齢を測定いたしました。その結果、適度な運動とMAFの摂取を行っている集団では、運動だけを行っている集団よりも、生活体力年齢が1.5歳若返りました。すなわち、「日常生活動作」をより円滑に行うことができるようになっていたわけです。

第４章　紅茶から抽出するE80

4－1．MAFはこのままでは食品にならない

MAFはミトコンドリアを活性化して、酸素呼吸を促し、ATP産生を促進することが明らかになりました。

MAFがミトコンドリアを活性化するということをキーワードに、藤原隆史君はMAFが2型糖尿病モデルマウスの体重増加の抑制、血糖値の低下、血中遊離脂肪酸の低下、内臓脂肪の減少、そして脂肪肝発症を予防することを見つけました。江口友昭君はMAFが運動との併用でマウスの筋持久力を向上させることを明らかにしました。これらの研究成果に力を得た私はMAFの実用化、商品化のために多くの食品会社や飲料会社を訪問しました。また、農林水産省関係の研究助成にも挑戦しました。その結果、思わぬ指摘を受け唖《あ》然《ぜん》としてしまいました。

それは、MAFの精製過程に使用したアセトンやブタノール、酢酸エチルが、食品の調製には使ってはならない薬品だったのです。これらの薬品を使ってMAFを調製している限り、MAFをサプリメントや飲料として利用することができないというのです。私は食品行政に疎かったので、思いもよらないクレームでした。しかし、MAFの精製に尽力してくれた小澤哲夫先生は涼しい顔で「水とエタノールだけでMAFを抽出しましょう。できますよ」とおっしゃってくれました。自信を

持っておっしゃる小澤先生の言葉が、なんと心強く思われたことでしょう。

有言実行の小澤先生は、試行錯誤を繰り返したようです。しかし、私から見るといとも簡単に、水とエタノールを使って紅茶からMAFを抽出することに成功しました。その方法はまさに革命的でした。たいした設備も使わず、ブフナー漏斗、吸引ろ過ビン、アスピレーター（水道の蛇口に設置して使う吸引装置）、トヨパールHW-40F樹脂、薬さじ、そしてろ紙で、MAFの抽出分離に成功したのです。なんという神業、あっけにとられてしまいました。

紅茶から水とエタノールでMAFを抽出分離する方法（図16）を説明しましょう。まず、30 gの紅茶茶葉から熱湯1 ℓで抽出します。抽出液をろ過したのち、トヨパールHW-40F樹脂250 mlとよく混ぜます。抽出液中のMAFをトヨパールHW-40F樹脂に吸着させるわけです。トヨパールHW-40FはMAFの精製のときにカラムクロマトグラフィーで使用した樹脂です。

トヨパールHW-40FとMAFの混合液を、ろ紙を敷いたブフナー漏斗に流し込み、50℃の蒸留水（DW）150 mlでよく洗浄します。これはトヨパールHW-40F樹脂に弱く結合しているものを洗い出す操作です。このとき、カフェインなどが洗い出されます。

次に、トヨパールHW-40F樹脂に強く結合しているものを、80％エタノール150 mlでよく洗い出します。

この作業を12回繰り返し、強く結合しているものを完全に洗い出します。さらに、蒸留水150 mlで2回洗い出します。洗い出された溶液2.1 ℓをエバポレーターで濃縮します。濃縮されたものは凍結乾燥機で乾燥させます。その結果、2.96 gの粉末が回収されました。

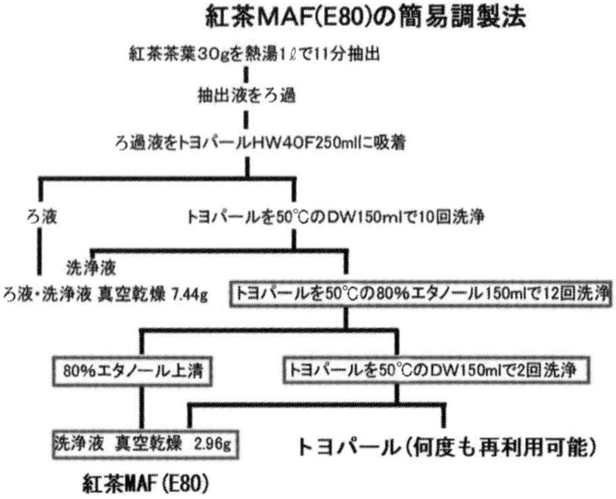

図16. 紅茶からMAFの簡易調製法。得られたものは80%エタノールで調製したのでE80と命名しました。この方法は1日で行うことができ、30 gの紅茶茶葉から2.96 gのE80をとることができました。

回収できた成分を分析した結果を図17に示します。MAFが25%、カテキンが7.3%、テアフラビンが6.1%、フラボオノール配糖体を主とするポリフェノール類が60.6%含まれていました。そして、カフェインは0.4%しか含まれておりません。カフェインが多いと食品にはなりませんので、カフェインが少ないことは大事なことです。私たちはMAFを25％含んだこの分画をE80と名付けました。80％エタノールで溶出したのでE80と名付けたわけです。

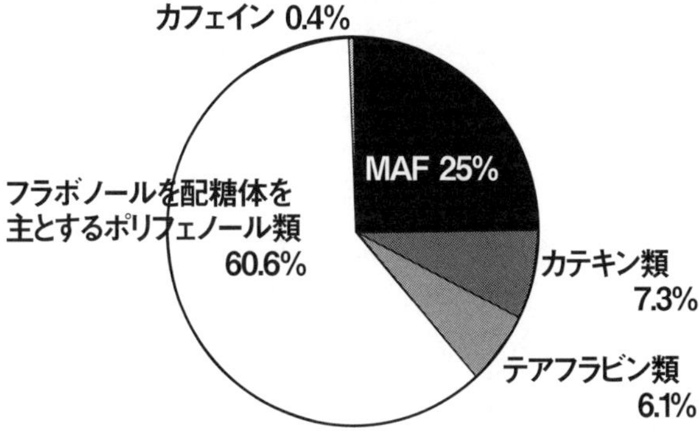

図 17. E 80 の構成成分。MAF が 25%含まれ、カフェインは激減しています。30 g の紅茶茶葉には 0.72 g の MAF が含まれると予想されます。

E80の素晴らしい点は、調製法がMAFと比較して非常に簡単なこと、短時間であること、そして経費がかからないことです。前述したMAFの精製には１週間ほどかかりますが、E80の調製は１日で十分です。溶媒抽出法を行わないので、有機溶媒の廃液が出ません。カラムクロマトグラフィー法も使わないので、送液ポンプやサンプル採取に使うフラクションコレクターがいりません。

ちょうどE80の開発に成功したころ、三井農林株式会社におられた原征彦氏が、科学技術振興機構が支援する、静岡県・静岡市地域結集型研究開発プログラム「静岡発　世界を結ぶ新世代茶飲料と素材の開発」という大きなプロジェクトの責任者になり、私たちも研究グループに加えてもらえました。この大型プロジェクトは2009年から2013年までの5年間継続し、私たちは十分な研究資金を得ることができ、研究が大きく発展しました。

このプロジェクトではおいしい緑茶の生産方法の開発と、紅茶テアフラビンの人工合成が大きな2本柱でした。静岡＝緑茶という先入観があって、肩身が狭い気持ちがしたのですが、紅茶テアフラビンが注目されていることもあり、私たちはのびのびと紅茶のMAFの研究を進めることができました。

ここで、テアフラビンについて紹介します。テアフラビンは紅茶の発酵過程で合成されるポリフェノールで赤い色をしています。構造は、2つのカテキンが酸化重合したものです。テアフラビンはまさに万能で、強い抗酸化力を持ち、殺菌効果が強く、インフルエンザウィルスの増殖も抑えます。それに加えて、血糖値の上昇を抑え、コレステロール値も下げる効果があります。テアフラビンの効果はMAFの効果ととてもよく似ています。

しかし、テアフラビンは抽出分離が難しく、純品テアフラビンの価格は1mgなんと12,600円もします。そこで、静岡県・静岡市地域結集型研究開発プログラム

「静岡発　世界を結ぶ新世代茶飲料と素材の開発」では、テアフラビンの人工合成に挑戦したわけです。その結果、素晴らしいことに、緑茶カテキンと茶葉由来の酸化酵素であるポリフェノールオキシダーゼを適当な条件で混ぜるだけで、テアフラビンの合成に成功しました。

私たちが開発したE80のなかには、MAFが25％、テアフラビンが6.1％含まれています。私たちが、静岡県・静岡市地域結集型研究開発プログラムの研究発表会でE80がミトコンドリアの酸素呼吸を活性化して脂肪肝発症を抑えることを発表したところ、「それはテアフラビンの効果じゃないのか？」という質問、指摘がたくさんありました。紅茶テアフラビンの合成とその効能を研究開発の目玉にしたいのですから、私たちの研究はちょっと気になるようでした。

そこで、MAFとテアフラビンのミトコンドリアの活性化能力を比較してみました。この実験を担当してくれたのは、修士課程の学生だった相澤圭治君です。相澤君は、テトラヒメナとローダミン123を用いたミトコンドリアの膜電位測定の方法に何度も何度も挑戦して、測定方法の改善をしてくれました。彼が確立したミトコンドリア膜電位測定法で測定した結果を図18と図19に示します。

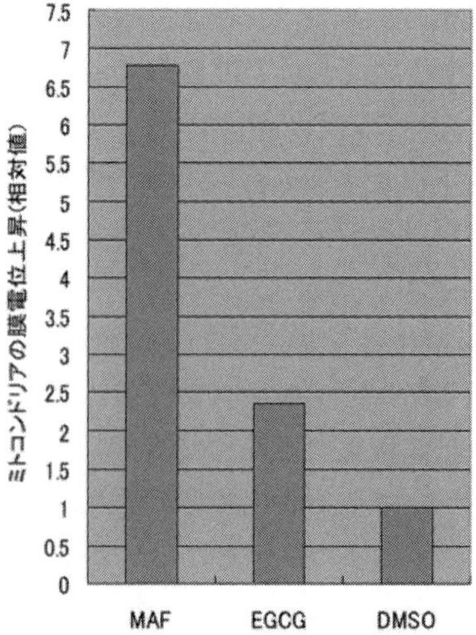

図 18. MAF によるテトラヒメナのミトコンドリアの膜電位上昇。コントロールの DMSO を 1 にしたときの相対量で、MAF は 6 倍以上ミトコンドリア膜電位を上昇させました。一方、緑茶の EGCG は 2.3 倍しかミトコンドリア膜電位を上昇させませんでした。

テアフラビンには、没食子酸を持たないテアフラビン 1、没食子酸を 1 個持つテアフラビン 2A とテアフラビン 2B、没食子酸を 2 個持つテアフラビン 3 の 4 種類があります。テアフラビンによるテトラヒメナのミトコンドリアの膜電位上昇は没食子酸の数に比例して膜電位上昇が大きくなることがわかりました。MAF のミトコンドリアの膜電位上昇効果が大きいのは、MAF が多数の没食子酸を有することによると思われます（図 18、19）（『テトラヒメナを利用したミトコンドリア活性化因子（MAF）探索』）。

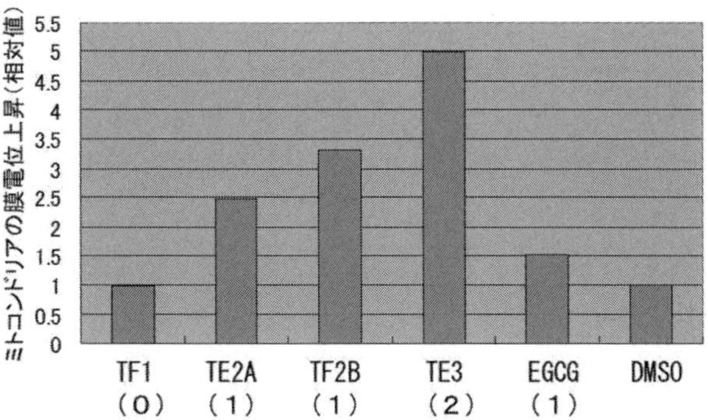

図 19. テアフラビンによるテトラヒメナのミトコンドリアの膜電位上昇。没食子酸の数は（　）内に示す。没食子酸の数に比例して膜電位上昇が大きくなります。

この結果から、MAF はテアフラビンよりミトコンドリアの膜電位上昇効果が大きいことがわかりました。E80 には MAF がテアフラビンの４倍以上含まれているので、E80 のミトコンドリア活性化能力は MAF によるものと考えられます。

静岡県・静岡市地域結集型研究開発プログラム「静岡発　世界を結ぶ新世代茶飲料と素材の開発」で確立したテアフラビン合成法が後に MAF の実用化に大変大きな貢献をしてくれることになるとは、夢にも思いませんでした（第５章の５－１　MAF は人工合成できる！を参照ください）。

4－2．E80の素晴らしい効果

紅茶から水とエタノールだけで抽出したE80が、MAFと同じ効果を持つかどうかを詳細に調べました。E80は比較的容易に調製できるので、いろいろな試みに挑戦することができました。１番目は正常マウスに高脂肪食を食べさせ、脂肪肝を発症させます。このとき、高脂肪食にE80を混ぜた餌を摂取したマウスと摂取しなかったマウスの間で、脂肪肝発症に違いが生じるかどうかを調べてみました。この研究は、体操部員で吊り輪のスペシャリストである佐藤海斗君が担当しました。２番目は、E80を混ぜた餌を摂取したマウスで筋肥大が促進されるかどうかを調べました。この研究は、ゴルフが得意な青木祐樹君が担当しました。３番目はE80を使った新しい飲料開発に挑戦しました。これは相澤圭治君が担当しました。MAFプロジェクトに参加してくれた３人の元気な学生たちの努力で、E80はMAFとほとんど同じ効果を持つことがわかりました。

１．E80は高脂肪食摂取マウスの脂肪肝発症を防ぐ！

２型糖尿病モデルマウスに対するMAFの効果については、第２章で紹介しました。MAFが２型糖尿病モデルマウスの脂肪肝発症を防ぐことについて、学会や企業でプレゼンしたところ、貴重な提案をもらいました。

それは「正常なマウスでも、MAF は脂肪肝発症を予防しますか？」という質問です。遺伝子の変異を起こした２型糖尿病モデルマウスでの、MAF の効果は特殊な事例ではないかというのです。さらに、脂肪肝を甘く見ると大変なことになることがわかり、MAF に対する期待もあったようです。

肝臓に脂肪が多くたまった状態が脂肪肝です。脂肪肝には、お酒を飲み過ぎた人がなるアルコール性脂肪肝と、お酒をあまり飲んでいないのに肝臓に脂肪がたまってしまう非アルコール性脂肪肝があります。『NAFLD/NASH 診療戦略 2020 ～ガイドラインからパイプラインまで～』によると、非アルコール性脂肪肝の患者さんは国内におよそ 2200 万人と推定されています。非アルコール性脂肪肝（NAFLD）の人の 25％は非アルコール性脂肪肝炎（NASH）になるといわれています。NASH の４人に１人は肝硬変に、さらには肝がんに進行する場合があります。MAF が NASH の予防に役立つならば、素晴らしいことだと考え、正常マウスを用いて MAF の脂肪肝に対する効果を調べることにしました。佐藤君の修士論文の内容を紹介いたします。

この実験の準備は大変でした。正常マウスに高脂肪食を食べさせ、脂肪肝を発症させることが、私たち素人にとってはとても難しかったのです。脂肪肝を発症させる高脂肪含有の餌はすでに販売されていたので、それを使えば脂肪肝は簡単に発症させることができるのではと考えたのですが、なかなか良い餌を見つけることができませんでした。この実験を担当した佐藤君はいろいろ試行錯誤を重ね、オリエンタル酵母の「高脂肪高ショ糖食 F2HFHSD」という餌を使って、マウスに脂肪肝を発症させることに成功しました。脂肪肝を専門に研究している研究室では、当たり前なことでも、門外漢にとってはとても難しいことでした。

実験は、生まれて８週間目のマウスを８匹ずつ３群に分けました。通常食を食べさせる「コントロール群」、高脂肪食を食べさせる「高脂肪食（HF）群」、0.45％ E80 配合高脂肪食を食べさせる「高脂肪食 E80（HFE）群」です。通常食に比べて、高脂肪食は脂肪が 5.5 倍、炭水化物は３分の１です（図 20）。実験期間は８週間で、８週目に肝臓を取り出し、中性脂肪の量を測定し、肝臓組織切片の光学顕微鏡観察を行いました。

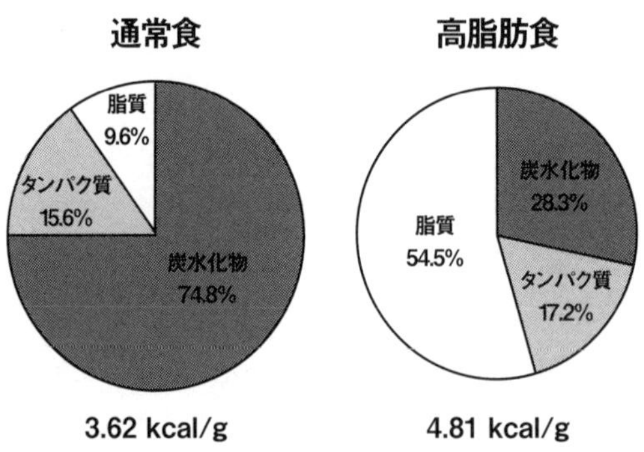

図 20. 通常食と高脂肪食の構成成分。

その結果、「高脂肪食（HF）群」のマウスでは肝臓のなかの中性脂肪が2.5倍まで増加していましたが、「高脂肪食E80（HFE）群」のマウスでは、中性脂肪の増加は1.5倍でした（図21左）。E80は有意に肝臓の中性脂肪の量を低下させました。肝臓の切片像では、「高脂肪食（HF）群」のマウスでは肝臓内に多くの油滴が観察され、典型的な脂肪肝を発症していることがわかりました。「高脂肪食E80（HFE）群」のマウスでは、脂肪の蓄積はほとんど見られませんでした（図21右）。これはE80が脂肪肝発症を抑えたことを示しています。この結果は、E80の中に存在するMAFが、肝臓の細胞内での脂肪酸合成を抑えることを示しています。私はMAFがNASHを予防する可能性が高いのではないかと考えています。

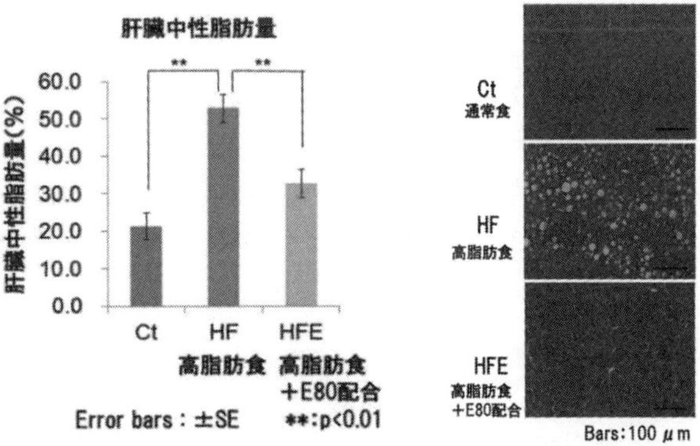

図21．肝臓の中性脂肪に対するE80配合高脂肪食の効果と脂肪肝に対するE80配合高脂肪食の効果。＊＊は有意差があることを示す（P＜0.05）。

2．E80は骨格筋の筋肥大を促す！

第3章でMAFが骨格筋の遅筋化を促進することを説明しましたが、ここではMAFが骨格筋の筋肥大も促進することを紹介します。躊躇することなく何事にも積極的に挑戦する青木君が、素晴らしい成果を挙げてくれました。彼はこの研究成果で博士号を取得し、研究者としてのキャリアをスタートしました。

骨格筋の筋肥大のメカニズムに関しては多くの研究があります。概要を紹介いたします。骨格筋は外部刺激に対して、代謝などの質的変化と筋肥大等の量的変化を起こします。筋肥大を引き起こすトレーニングはレジスタンストレーニングです。骨格筋の量の増減は、骨格筋内でのタンパク質の合成と分解のバランスによって制御されています。骨格筋内でのタンパク質合成が高まると筋は肥大し、逆にタンパク質分解が高まると筋は萎縮します。

骨格筋のタンパク質の合成を制御している仕組みが明らかにされています。それはAkt-mTORシグナルというシグナル伝達系です。筋肥大を目的とする場合には、なるべく大きな機械的刺激（運動負荷）でレジスタンストレーニングを行うほうが、Akt-mTORシグナルが活性化され、筋肉のタンパク質合成が促進されます。

Akt-mTORシグナル伝達系では、タンパク質のリン酸化によってシグナルがリボソームまで伝わっていきます。筋繊維の細胞膜上にあるAkt-mTORの受容体に成長因子が結合すると、成長因子からの「タンパク質を合成しなさい」というシグナルが、Akt-mTORシグナル伝達系に伝えられます。シグナルがリボソームに到着すると、リボソームでのタンパク質合成が促進されます。その結果、筋繊維でのタンパク質合成が盛んになり、筋肉は肥大します。

筋肉の肥大化に及ぼすE80の効果は、「マウスの代償性筋肥大に対するE80の影響」を調べました。代償性過負荷実験は、マウスの後ろ足の裏側にある腓腹筋、ヒラメ筋、足底筋のうち、腓腹筋とヒラメ筋を外科的に切除します。これにより、残った足底筋に負荷が集中します。その結果、足底筋が筋肥大を起こすという実験系です（図22）。マウスなどの実験動物に、筋肥大を起こすレジスタンストレーニングを行わせることが困難なため、代償性過負荷実験がよく行われます。

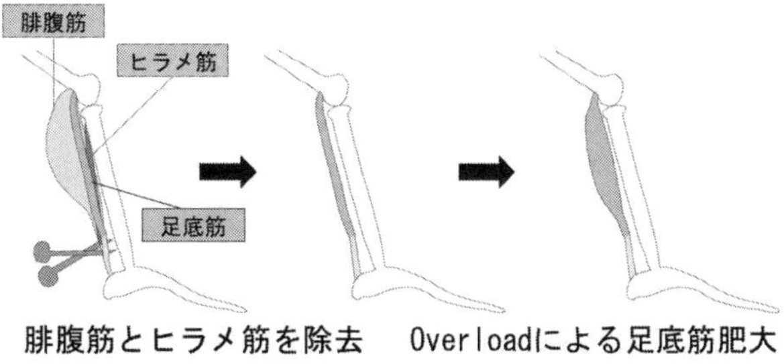

図22. 代償性過負荷実験。代償性過負荷実験ではマウスの後ろ足のふくらはぎにある３つの筋肉のうち、腓腹筋とヒラメ筋を切除します。その結果、残った足底筋に負荷がかかり、足底筋は肥大します。

「マウスの代償性筋肥大に対するE80の影響」の検討については、青木君が書いた論文を紹介いたします(『紅茶高分子ポリフェノールを多量に含む分画はマウスを用いた代償性過負荷実験において筋肥大を促進する』)。

実験方法はマウスを4つのグループに分けました。1つ目は、通常餌で飼育する「コントロール群」、2つ目は通常餌に0.5%重量のE80を混合した「E80群」、3つ目は通常餌で飼育し腓腹筋とヒラメ筋を切除した「筋切除群」、4つ目は通常餌に0.5%重量のE80を混合し、腓腹筋とヒラメ筋を切除した「筋切除+E80群」です。サンプリングは実験開始後、4日、7日、14日に行いました。標本数は「コントロール群」および「E80群」がそれぞれ4日目6匹、7日目6匹、14日目6匹としました。また、「筋切除群」および「筋切除+E80群」はそれぞれ4日目9匹、7日目9匹、14日目5匹としました。

「コントロール群」と「E80群」の間では体重変化、摂餌量、足底筋筋湿重量および筋繊維断面積には変化はありませんでした。

次に、代償性過負荷による筋肥大に対するE80の効果を調べました。「筋切除+E80群」では、筋切除手術4日後、7日後で有意に筋湿重量、筋湿重量/体重が「筋切除群」よりも高くなることがわかりました(図23)。次に足底筋の筋繊維断面積に対するE80摂取の効果を調べました。「筋切除 +E80 群」では、筋切除手術4日後、7日後で有意に足底筋の筋繊維断面積が「筋切除群」よりも高くなることがわかりました。しかし、筋切除手術 14 日後には有意な差は見られませんでした。これは、E80 摂取が筋肥大の初期に効果を持つことを示しています。

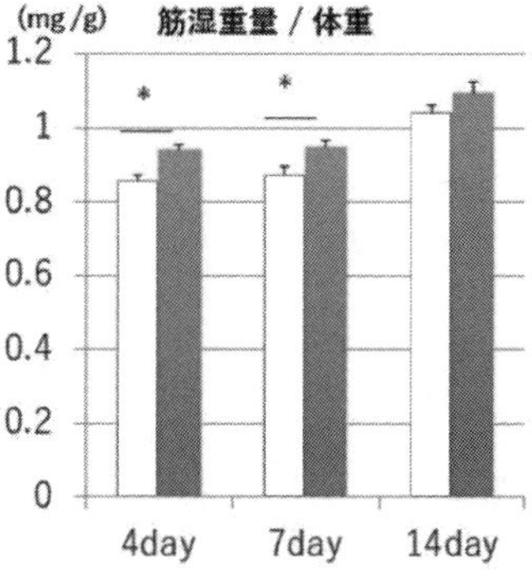

図 23. 代償性過負荷実験における MAF の筋湿重量 / 体重に及ぼす効果。白が通常餌を食べた「筋切除群」のマウスの足底筋。グレーが 0.5％重量の E80 を混合した餌を食べた「筋切除＋ E80 群」のマウスの足底筋。＊は有意差があることを示す（P ＜ 0.05）。

筋肥大に関わる Akt-mTOR シグナルの構成タンパク質に対する E80 の効果を調べたところ、E80 の投与により、筋切除手術後4日目で Akt-mTOR シグナルの構成タンパク質が有意に活性化されていることがわかりました。しかし、7日目には効果が見られなくなりました。

これらの結果は、E80 が Akt-mTOR シグナル伝達系を活性化して、足底筋のタンパク質合成を促進して、過負荷によって誘発される骨格筋肥大を加速していることを示しています。筋肥大が早く進めばそれだけ次の段階であるトレーニング頻度を増やすステップに進めるので、アスリートにとってE80はトレーニング効果を高めるサプリメントとして非常に価値が高いと考えられます。

3．E80を使った新しい飲料開発！

小澤先生は緑茶（Green tea）の良い点と紅茶（Black tea）の良い点を兼ね備えたお茶、GB茶をつくりたいと、かねがね言っておられました。花王のヘルシアは緑茶にカテキンを加えたものですが、緑茶にMAFを加えたら健康に良い飲料ができるのではないかと考えたわけです。小澤先生のアイデアを実現したのが相澤君です。彼の修士論文の内容を紹介いたします。

実験は2型糖尿病モデルマウスを8匹ずつ、異なる飲料を飲む3グループに分けて行いました。緑茶はキリンの生茶を使いました。1つ目は0.08％E80配合緑茶を飲むグループ。2つ目は緑茶、そして3つ目は蒸留水（DW）を飲むグループです。10週間これらの飲料を飲ませて、摂餌量、摂水量、体重などを計測しました。10週間後に解剖して肝臓重量、内臓脂肪重量の測定、肝臓切片をヘマトキシリン・エオシンで染色して顕微鏡観察を行いました。

その結果、摂餌量は3グループで差はありませんでしたが、摂水量はE80配合緑茶を飲むグループと緑茶を飲むグループで増加しました。摂水量はE80配合緑茶を飲むグループのほうが緑茶グループより多いことがわかりました。この結果は、E80配合緑茶には強い利尿作用があることを示唆します。

体重に関しては、E80配合緑茶を飲むグループでは5週目以降、体重増加は停止しました。蒸留水を飲むグループと緑茶を飲むグループでは体重は同じように増加しました。

顕著な差が出たのが内臓脂肪です。蒸留水を飲むグループと緑茶を飲むグループでは内臓脂肪量は7.5 gで同じでしたが、E80配合緑茶を飲むグループでは5.9 gとかなり少なくなっていました（図24左）。そして、肝臓の切片を見ると、E80配合緑茶を飲んだマウスでは脂肪粒が顕著に減少していることがわかりました（図24右）。

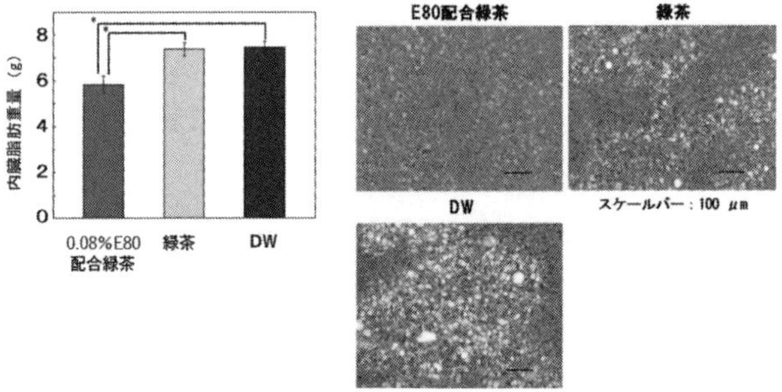

図 24. E80 配合緑茶の内臓脂肪と脂肪肝に対する効果。左図 . 内臓脂肪量に対する E80 配合緑茶、緑茶そして蒸留水の効果。右図 . 脂肪肝に対する E80 配合緑茶、緑茶そして蒸留水の効果。＊は有意差があることを示す（P < 0.05）。

E80 配合緑茶には内臓脂肪を低下させ、脂肪肝発症を抑制する効果があることがわかりました。脂肪肝患者の一部は非アルコール性脂肪性肝炎（NASH）を発症し、NASH 患者の 25%は肝硬変や肝がんを発症するリスクがあるといわれています。E80 配合緑茶は NASH 発症の予防効果があり、実用化する価値は高いと考え、企業への働きかけに情熱を燃やしました。

そして、ここにまた難題が持ち上がりました。E80 の kg 単価が高すぎるというのです。kg 単価は 10 万円と見込んでいたのですが、飲料メーカーを訪問して、担当者から聞いたところ、500 ml のペットボトル、売値 180 円の原料費は 5 円相当とのこと。ボトル代のほうが高いのではないかと驚きました。5 円だと 1 本当たりの E80 の量はたった 0.05 mg です。これで効果が出るのかと不安になりました。

マウスで必要なMAF量からヒトで必要なMAF量を換算しなければなりません。マウスを使った代償性過負荷実験は10日で結果が出ますので、さっそく、必要最低限のMAF量を検討する実験を、武政研究室の卒業研究生の橘智子さんにやってもらいました。その結果、ヒトでは何と1日1gのMAFが必要であるとのこと。1gのMAFの値段は100円です。これではMAFを使ったペットボトルの飲料の開発は不可能です。そんなときに、原氏から耳よりの情報が入りました。まさに干天に慈雨とはこのことです。第5章で詳細を紹介します。

コラム：ポリフェノール

　ポリフェノールとは、分子内に２個以上のフェノール性水酸基を持つ天然有機化合物の総称です。フェノール性水酸基とはベンゼンの水素原子の一つが水酸基（ヒドロキシル基）に置換された化合物です（図25）。ポリフェノールは多くの植物が含有しており、その種類は8,000種以上にも及ぶといわれています。ポリフェノールはその構造の違いによって、フラボノイド類、単純フェノール類、加水分解型タンニン類、縮合型タンニン類に分けられます（『ポリフェノールパラドックス　生体利用性と機能性の矛盾』）。

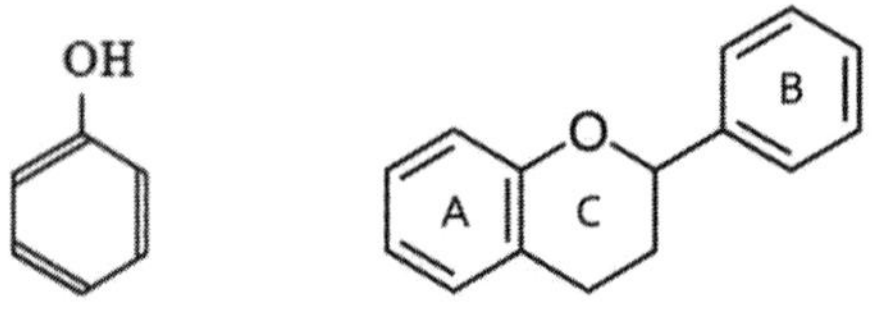

図25. フェノール性水酸基を持つフェノールとフラボノイドの基本骨格。フラボノイドはＡ環とＢ環の２つのベンゼン環と、これらを３個の炭素と１個の酸素でつなぐＣ環から構成されています。

　フラボノイド類は最も種類が多く、4,000種以上の化合物が発見されています。フラボノイド（flavonoids）は、ベンゼン環２個を３個の炭素原子でつないだ構造（図25）を持つ化合物の総称です。フラボノイドは最も研究されているポリフェノール類です。緑茶に含まれるカテキン類、タマネギに含まれるケルセチンなどのフラボノール類、大豆に含まれるイソフラボン類やブルーベリーに含まれるアントシアニン類などがあります。

フラボノイドは植物の葉、花、果実、茎、根などほとんどの部位に含まれており、一般に果実では果肉よりも果皮に、茎や根でも表層部に多く含まれています（『野菜フラボノイドの生体利用性と抗酸化活性』）。

フラボノイドには、抗酸化作用、抗アレルギー作用、抗炎症作用、コレステロール低下作用、発がん抑制作用、抗腫瘍作用、抗潰瘍作用などさまざまな機能性が報告されています（『ポリフェノールの機能性』）。

緑茶カテキンには抗酸化作用、抗肥満作用、抗アレルギー作用、コレステロール上昇抑制作用、血糖値上昇抑制作用などがあることが報告されています（『カテキンの効果・作用』）。

タマネギのケルセチンには降圧作用（血圧を下げる作用）、抗酸化作用、抗炎症作用、抗動脈硬化作用、抗腫瘍作用などがあることが報告されています（『漢方生薬含有機能性フラボノイド“ケルセチン”の血管薬理作用』）。

大豆のイソフラボンは女性ホルモン（エストロゲン）と分子構造が似ていることから、植物性エストロゲンとも呼ばれます。エストロゲンは、第二次性徴の発現や月経周期の調節などの重要な働きを担っています。イソフラボンにもエストロゲンに似た作用、骨粗しょう症の予防や更年期障害の軽減などに有用といわれており、その作用機作が注目されています（『大豆及び大豆イソフラボンに関するQ & A』）。

ブルーベリーのアントシアニンには眼精疲労改善作用があるとの報告があります。しかし、国立健康・栄養研究所によれば、「視力回復に良い」「動脈硬化や老化を防ぐ」「炎症を抑える」などに関する、ヒトでの有効性・安全性については、信頼できるデータが十分ではないとのことです（『アントシアニン -「健康食品」の安全性・有効性情報』）。

単純フェノール類にはクロロゲン酸やクルクミンが含まれます。

クロロゲン酸はコーヒー豆に含まれるポリフェノールの一種で、血管機能改善作用を有することが知られています。最近、クロロゲン酸摂取時の冷水負荷後の皮膚温の回復はプラセボ飲料摂取時と比較して有意に高く、同様に皮膚血流の回復もクロロゲン酸摂取時に有意に高いことがわかりました。これは、クロロゲン酸摂取が冷水負荷により低下した皮膚温および皮膚血流の回復を早める効果があることを示しています（『コーヒー豆由来クロロゲン酸摂取が冷水負荷後の末梢部皮膚温および皮膚血流に及ぼす効果―プラセボ対照ランダム化二重盲検クロスオーバー群間比較試験―』）。

クルクミンはウコンに含まれる黄色のポリフェノールです。クルクミンはスパイスや食品領域の着色剤として利用されています。「抗酸化作用がある」「肝臓に良い」「発がんを抑制する」などとされ、さまざまなドリンク剤や健康食品（栄養補助食品）が販売されていますが、人間での有効性・安全性に関して、信頼に足る研究はなされていないそうです（『クルクミン -「健康食品」の安全性・有効性情報』）。

加水分解型タンニン類は、没食子酸やエラグ酸などの芳香族化合物とグルコースなどの糖がエステル結合を形成したものです。一方、縮合型タンニン類はフラバノール骨格を持つ化合物が重合したものです。これらのタンニンは顕著な抗酸化作用を示します。また、抗腫瘍作用があることも報告されています（『天然ナノ分子タンニン その構造と機能』）。

本書で取り上げたMAFやテアフラビンは縮合型タンニン類に含まれます。

ポリフェノールは非常に数が多く、それらの構造解析と生理機能の研究は近年、飛躍的に進展しております。生理作用に関しては試験管内の培養細胞を用いた研究は進んでおります。しかし、生体内でのポリフェノールの生理作用に関する研究は、腸からの吸収や、腸内細菌によるポリフェノールの分解などの実体が明らかになっておらず、まだまだ不明な点が多数あります。

最近の分析技術や分析方法の進歩は著しいので、今後の研究の発展が期待されます。

第５章　人工合成のMAFと大学の研究

5－1．MAFは人工合成できる！

中国の湖南農業大学の劉仲華教授のグループが合成しているテアフラビンのなかにMAFが大量に含まれていることがわかりました。ここでは、MAFの人工合成の可能性について紹介いたします。

第4章で紹介したE80のkg単価が高すぎることで頭を抱えていたとき、原征彦氏から素晴らしい提案がありました。原氏が20年近く指導協力してきた、湖南農業大学の劉教授のグループが、茶カテキンから茶葉のポリフェノールオキシダーゼを使って、大量のテアフラビンの合成を行っているとのこと。もしかしたら、このテアフラビン分画のなかにMAFが存在するのではないかというのです。劉教授のベンチャー企業は100kgのオーダーで大量にテアフラビンを合成しているので、もしそのなかにMAFが1割でも存在したら素晴らしいと思いました。

この話を小澤哲夫先生にしたところ、大変興味を持たれ、湖南農業大学で製造されたテアフラビンのうち手に入れることができるすべてのロットを集め、早々に、それらのMAF含量を調べました。その結果は驚くべきものでした。なんとMAF含量は、ロットごとに異なりますが20%から40%もあることがわかりました。驚天動地、衝撃的な結果に小澤先生はえらく感動し、湖南農業大学に行き、現場を見学し、情報交換をしたいとのこと。湖南農業大学でMAFの人工合成を完成させたいという考えでした。もちろん私に異論はありません。

原征彦氏に仲介してもらい、湖南農業大学の劉教授に、私たちの希望、湖南農業大学の設備と技術を使って「MAFの人工合成法の完成」についてお願いしました。劉教授も大変喜んでくれ、ぜひ湖南農業大学に来て、製造工場を見学してくれとのこと。2017年9月6日に、小澤先生、原氏、沼田の3人は、湖南省長沙にある湖南農業大学を訪問しました。沼田がMAFの効能をプレゼンしたところ、劉教授をはじめ湖南農業大学の面々はとても興味を持ってくれました。

その後、テアフラビンの合成工場を見学しました。劉教授は学内に工場を持っており、そこでつくった製品、テアフラビンや黒茶（こくちゃ・くろちゃ）のパウダーなどを会社をつくって販売していました。黒茶は、麹菌により茶葉を数カ月以上発酵させる後発酵製法によりつくられるお茶です。日本ではプーアル茶などがよく知られています。

劉教授によると、この工場は中国政府から援助をもらい建設したとのこと。政府のお茶産業、お茶研究の元締め機関の上層部に電話して、予算を獲得したと、武勇伝の自慢話をたくさん聞かされました。

この工場の設備と規模が素晴らしく、度肝を抜かれました。単なるパイロット施設ではなく、まさに本格的な製造工場で、そこでつくった製品を販売して利益を上げているとのこと。劉教授の話のなかにはScience（科学）とTechnology（技術）という言葉とともにIndustry（産業）とBusiness（ビジネス）という言葉が頻繁に出てきました。大学の教授が研究開発と同時にビジネスも行い、稼いでいるのです。日本の国立大学では考えられないような仕組みです。中国の底力でしょうか？　すさまじいパワーを感じました。

MAFの人工合成に関して、具体的な話を進めるなかで、MAFの基本的な性質やMAFの定量法を湖南農業大学の研究員や大学院生に教えることになり、小澤先生が指南役になりました。そして、最終日に無事、筑波大学と湖南農業大学との間で秘密保持契約が締結されました。その後、小澤先生は5回ほど湖南農業大学を訪れ、MAFの定量法を伝授し、MAFの人工合成の条件、温度、pH、反応時間などについて検討を重ね、MAFの人工合成の良い条件を見いだすことに成功しました（図26）。

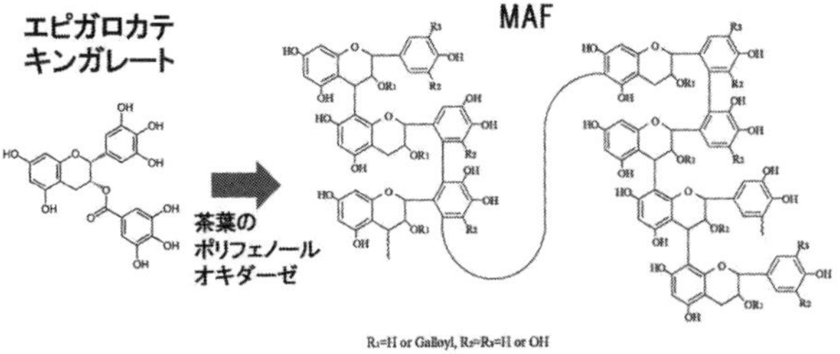

図 26. MAF の人工合成。茶葉から調製したカテキン（主成分はエピガロカテキンガレート）に、ポリフェノールオキシダーゼを供給する刻んだ茶葉を加え、室温で1時間反応させた後、合成されたテアフラビンと MAF を含む成分を抽出分離します。

テアフラビン合成に関する後日談。劉教授になぜテアフラビン合成に挑戦するかを伺いました。劉教授いわく、「テアフラビンは抗酸化作用が強く、インフルエンザウィルスの増殖を抑えたりして、緑茶カテキンにはない効能があるので、緑茶カテキンの次はテアフラビンの時代が来るだろう。世界的にもテアフラビンは注目されていたが、テアフラビンの調製は非常に難しく、価格も非常に高価である（純品テアフラビンの価格は1mgでなんと 12,600 円）。そこで、精製が難しいならば合成しようと考え、茶葉から調製したカテキン（エピガロカテキンが主成分）に茶葉のポリフェノールオキシダーゼを加え、テアフラビンを人工合成することに成功した」とのこと。

面白いことに、劉教授に MAF の効能を紹介したら、「テアフラビンにも MAF と同じ効果があるのではないか？　テアフラビンとMAFをそれぞれ分離抽出して、それぞれの効果を比較検討したい」とのこと。テアフラビン合成のパイオニアの劉教授の気持ち、心意気にとても共感しました。

MAFの人工合成法の確立と並行して、私たちは筑波大学の国際産学連携本部の永井明彦氏の協力の下、武政徹教授と沼田は関連企業、食品飲料製造業、スポーツ関連企業、製薬業などへのMAFの売り込みに励みました。いくつかの企業がMAFに関心を示してくれました。

そのうちの一つが、カーブスジャパンでした。カーブスジャパンは、「50歳代以上の女性」を対象にした専用の健康体操教室です。会員は1回30分で終わるサーキットトレーニングを行います。カーブスのコンセプトは「運動習慣を広め、豊かな人生と社会の問題を解決すること」です。2018年1月に、私たち3人は東京の田町にあるカーブスジャパンの本社を訪ね、特別にこのサーキットトレーニングを経験させてもらいました。それほどきつくはありませんので、「50歳代以上の女性」にとっては無理なく楽しく続けることができるのだと思いました。筋トレが趣味の武政教授には物足りなかったようですが……。

私たちはカーブスジャパンの担当者に、MAFが有酸素運動との併用で筋持久力を増進すること、そしてMAFが運動との併用で筋肥大を促進することを紹介しました。そして、カーブスジャパンの会員を対象に、MAFがカーブスジャパンの運動プログラムとの併用でどのような効果を示すか、ヒト介入試験で検証したい旨、提案しました。その結果、カーブス側の快諾をいただき、とうとうヒト介入試験が実現することになりました。

武政教授を中心に、ヒト介入試験の準備がスタートしました。最初に行ったことは、MAFを用いたヒト対象の実験を行う承認を、筑波大学体育系研究倫理委員会からもらうことでした。武政教授は膨大な書類を準備してくださり、無事、2018年11月20日に承認をもらいました。次は筑波大学周辺のカーブスジャパンの教室に通っている会員の方々に、MAFのヒト介入試験への参加をお願いするため、説明会を開催しました。武政教授と特任助教だった武田紘平先生（現在は明治大学講師）の努力で、準備は順調に進みました。

ヒト介入試験の結果は第3章で述べた通りです。

5－2．MAFは精子鞭毛運動を活性化する

MAFを処理するとテトラヒメナの繊毛運動が速くなることがわかりました。そこで、MAFを精子に処理して精子の鞭毛運動が速くなるかどうかを検討しました。ここでは、菊地絢子さんが行ったMAFがウニ精子の鞭

毛運動を活性化した研究成果について紹介します（『紅茶高分子量ポリフェノールはミトコンドリアの酸素呼吸を活性化してウニ精子の運動を早くする』）。

藤原隆史君は、テトラヒメナを用いた実験で、MAFがミトコンドリアの酸素呼吸を活性化して、ATP産生量を増加させることを見つけました。そして、毎日毎日、MAFを処理したテトラヒメナを観察していた藤原君は、面白いことに気がつきました。MAFを処理すると、テトラヒメナの泳ぎが速くなったのです。

第1章の図1に示したように、テトラヒメナの体表にはたくさんの繊毛が列をつくって並んでいます。図4ではきれいに並んだミトコンドリアがローダミン123で光っています。繊毛の根元にミトコンドリアが一列に並んでいるのです。MAFがミトコンドリアの酸素呼吸を活性化して、ATP産生量が増加すると、そのATPをエネルギー源にしている繊毛の運動速度が速くなるのではと考えられます。テトラヒメナの遊泳速度を測定したところ、MAF処理しない細胞では120 μm/秒で泳いでいましたが、50 μg/mlのMAFで処理したテトラヒメナは165 μm/秒で泳いでいました。遊泳速度が40%近く速くなっていたのです。

藤原君は、もしかしたら精子の鞭毛運動にもMAFは効くのではないかと考えました。新鮮なマウスの精子にMAFをかけてみたのです。残念ながら、マウスの精子の鞭毛運動は速くなりませんでした。マウスの精子は、室温で90分ほど静置しておくと、運動速度は4分の1に減速します。はじめは80 μm/秒だったのが、20 μm/秒まで遅くなります。この遅くなった精子にMAFを少量（0.1 μg/ml）加えると、40 μm/秒まで速度が回復しました。

藤原君の実験の結果から、私は、MAFは精子鞭毛運動を活性化するかもしれないと考えました。藤原君は博士号を取得して、製薬会社に就職しました。優れた実験技術を持つ藤原君がいなくなったのは残念でしたが、彼は良き伴侶を得て、子供にも恵まれて、元気に活躍しています。

藤原君の残していった宿題を解決してくれたのは、2010年に卒業研究生として私の研究室に入ってきた菊地さんです。菊地さんは、MAFのマウス精子鞭毛に対する効果と、ウニ精子に対する効果を調べてくれました。明らかな効果が得られたウニ精子の鞭毛運動に対するMAFの効果に関して紹介しましょう（『紅茶高分子量ポリフェノールはミトコンドリアの酸素呼吸を活性化してウニ精子の運動を早くする』）。

筑波大学の下田臨海実験センターの稲葉一男教授と柴小菊先生の指導の下で、菊地さんはウニ精子の鞭毛運動に対するMAFの効果をとてもきれいに示しました。稲葉教授と柴先生のご指導のたまものです。菊地さんも藤原君と同じように、優れた実験技術の持ち主で、きれいなデータを取ってくれました。実験に対する集中力が人並み以上なのではと思います。実は、菊地さんの実験データを論文にまとめるため、私は下田臨海実験センターに行って追試験を行いましたが、菊地さんのデータを超えるような結果を得ることはできませんでした。私はとても良い学生たちに恵まれていたようです。

まず、繊毛と鞭毛に関して説明しましょう。繊毛や鞭毛はあらゆる真核生物に存在し、内部には微小管からなる「9+2構造」と呼ばれる普遍的な構造が存在します。繊毛運動は、テトラヒメナのような繊毛虫の遊泳、哺乳類の気管上皮の異物（痰）の輸送、輸卵管上皮における未受精卵の輸送などに関わっています。一方、鞭毛運動はクラミドモナスのような単細胞藻類の遊泳運動や精子の遊泳運動に関わっています。また、繊毛や鞭毛は生殖過程、発生分化、免疫系、感覚器官などで重要な機能を担い、生命活動に不可欠な構造です。繊毛運動や鞭毛運動に及ぼすMAFの影響を調べることは、老化に伴う気管の繊毛運動の減少や、近年増加している不動精子の増加に伴う不妊の治療などに関する新しい知見を得ることが期待されます。ここでは、運動解析が容易であるウニ精子の鞭毛運動に対するMAFの効果を紹介します。

鞭毛運動では、最初に軸糸のなかでモータータンパク質であるダイニンが、ATPを利用して微小管を滑らせることで屈曲を引き起こします。この屈曲が鞭毛の基部から先端に伝播することで前方への推進力を生み出します。精子では、鞭毛全体にわたって大きく屈曲し遊泳するため、その運動能力を維持するためには、鞭毛内のATP濃度が一定に保たれている必要があります。精子は内在性および外在性基質であるブドウ糖を代謝して、中片部（鞭毛の根元）に存在するミトコンドリアの酸素呼吸、あるいは鞭毛内の解糖系によって、その運動に必要なATPを産生します。一般的に、体外受精を行うウニなどの海産生物ではミトコンドリアでの酸素呼吸によってATPが供給されております。一方、体内受精を行う生物では解糖系によってATPが供給されています。

ウニの精子は海水中に放出されると、細胞内のリン脂質を基質に呼吸を続け、活発な運動を維持します。中片のミトコンドリアで産生されたATPは、クレアチンリン酸シャトルという特殊な仕組みにより鞭毛の尾部末端部にまで効率的に輸送されます。海水中に放出され運動を開始したウニ精子は卵由来の物質によりさらに運動が活発になり、卵へと誘引されます。

卵による精子の活性化機構の研究は盛んに行われており、ウニでは卵のゼリー層から10個のアミノ酸からなる精子活性化ペプチドが単離されています。精子活性化ペプチドが精子の受容体に結合すると、精子細胞内へのCa^{2+}イオンの流入が生じ、これが引き金となって精子の酸素呼吸や鞭毛運動が活発になります。この細胞内 Ca^{2+} 濃度の変化により、精子は運動の活性化とともに卵への走化性を示します。これは、Ca^{2+} イオンによって鞭毛打の波形が変わり、遊泳パターンが変化するために起きると考えられています。

菊地さんは、ミトコンドリアの酸素呼吸で産生するATPに依存して運動するウニ精子を用いて、MAFのミトコンドリア活性化作用が精子鞭毛運動を増加させるかどうかを調べました。また、運動を活性化させた場合に、精子活性化ペプチドで活性化した精子の運動と差があるかを検証しました。さらに、他のポリフェノールであるレスベラトロールとエピガロカテキンガレート（EGCG）の精子への効果を調べ、MAFと比較しました（『紅茶高分子量ポリフェノールはミトコンドリアの酸素呼吸を活性化してウニ精子の運動を早くする』）。

レスベラトロールは赤ブドウ由来のポリフェノールで抗がん作用、抗炎症作用、抗高血糖作用や抗心筋梗塞作用などの有用な効果があることが報告されています。一方、EGCGは緑茶に多く含まれるポリフェノールで抗酸化作用を持つことが知られています。これらのポリフェノールはMAFとは異なり分子量300程度の低分子ポリフェノールです。分子量や構造の違いによる精子への効果の差を調べたわけです。

まず材料のウニですが、産卵期が１月から４月のバフンウニと、5月から8月のムラサキウニを使いました。筑波大学下田臨海実験センターの技官がこれらのウニを実験用、実習用に採集して、水槽で維持管理しているので、それを使わせてもらいました。精子や卵は、ウニの裏側にある口器を取り出し、そこから体内に0.5 M KClを注ぎ、精子あるいは卵の放出を促しました。精子は氷上で保管しました。卵からは精子活性化ペプチドを含む卵海水（ESW）を調製しました。卵海水はウニ精子の鞭毛運動を活性化します。

① MAFのウニ精子の遊泳速度と鞭毛打頻度への効果

バフンウニ、ムラサキウニの両方においてMAFによる精子の遊泳速度の増加が見られました。MAFの効果は濃度依存的で1 μg/mℓの濃度でバフンウニの精子の遊泳速度を最大8％増加させました。ムラサキウニでは1 μg/mℓのMAFで12％遊泳速度が増加しました。このとき、精子活性化ペプチドを含んだ卵海水を加えて活性化させた精子では遊泳速度が13％増加したことから、MAFには精子活性化ペプチドと同様に精子の遊泳運動を活性化させる効果があることがわかりました（図27 A）。

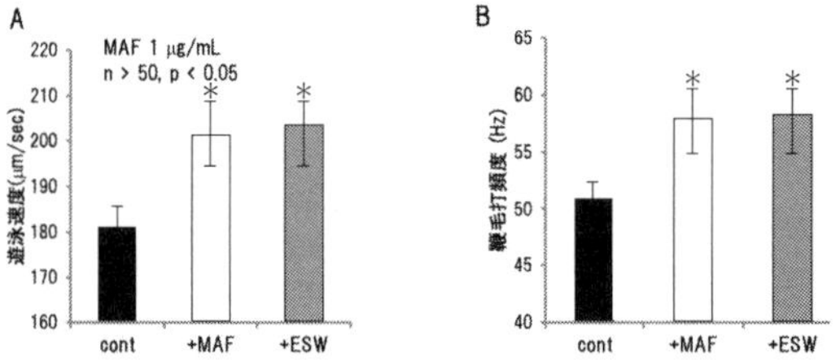

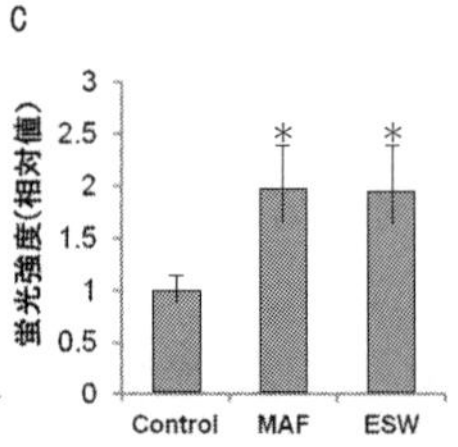

図27. ムラサキウニ精子に及ぼすMAFの効果。A. ムラサキウニ精子の遊泳速度に対するMAFの効果。B. 鞭毛打頻度に対するMAFの効果。C. ミトコンドリアの膜電位に対するMAFの効果。＊は有意差があることを示す（P＜0.05）。

遊泳速度が増加した精子では鞭毛打頻度も同様に増加しました。鞭毛打頻度は、人工海水中の精子が51 ± 0.2 Hz（ヘルツ、1秒当たりの振動回数）であるのに対し、MAFあるいは卵海水で処理した精子では58 ± 0.2 Hzであり、およそ16％増加することがわかりました（図27B）。一方、レスベラトロールとEGCGは0～10 µg/mℓの濃度の範囲では遊泳速度には全く効果を示しませんでした。これ以降の実験は、よりMAFの効果が顕著であったムラサキウニの精子を用いて行いました。

② MAFのミトコンドリア膜電位への効果

ローダミン123で染色すると、ウニ精子の中片にあるミトコンドリアが強い緑色の蛍光を示しました。0.1％

DMSOを含む人工海水中の精子の蛍光強度を1とすると、1 μg/ml MAFで処理した精子のミトコンドリアの蛍光強度は人工海水中のコントロールに対し1.68 ± 0.4倍に、精子活性化ペプチドを含んだ卵海水では1.71 ± 0.38倍に増加することがわかりました（図27C）。この結果から、MAFあるいは卵海水処理による精子の遊泳速度の増加は、ミトコンドリアの酸素呼吸の増加に起因すると結論しました。

③ MAFの精子遊泳パターンへの効果

MAFにより活性化したウニ精子が、正常な遊泳運動を行っているかを検証するために、ウニ精子の遊泳軌跡を測定しました。海水中での精子は、直径33.2 ± 6.9 μmの円形の軌跡を描いて遊泳運動しますが、卵海水で活性化されたウニ精子は、遊泳軌跡の円の直径が有意に小さくなりました。このときの円の直径は21.4 ± 4.6 μmでした。これは精子活性化ペプチドにより細胞内へのCa^{2+}イオンの流入が生じ、鞭毛打の波形変化が増すためであると考えられます。

一方、MAFを加えて活性化した精子の円軌跡の直径は31.1 ± 5.9 μmで、普通の海水中で遊泳する精子とほとんど違いが見られませんでした。この結果は、卵海水とMAFは遊泳速度、鞭毛打頻度、ミトコンドリアの膜電位に対して同様の効果を持ちますが、Ca^{2+}イオンによる作用が異なるため精子の遊泳パターンへの効果が異なることを示します。

MAFはウニ精子のミトコンドリア呼吸を亢進し、その鞭毛運動を増加させる効果があることが示されました。ウニ精子の鞭毛運動は、ミトコンドリアの酸素呼吸で産生されるATPに依存するために、ミトコンドリア活性化因子であるMAFの効果が明瞭に表れたと考えられます。ウニのように体外受精を行う動物の多くはミトコンドリアの酸素呼吸でATP産生を行いますが、体内受精を行う哺乳類では酸素呼吸と解糖系の両方でATPが産生されています。

ほとんどの哺乳類の精漿《せいしょう》（精液の精子を除いた液体部分）のなかには解糖系で利用できるブドウ糖のような糖基質が存在しますが、その量的な差により、種によって酸素呼吸と解糖系との代謝の割合に違いがあります。解糖系の割合は、精漿中に比較的多くの糖を含むヒト、マウス、ウシ、ヒツジ精子では高いですが、精漿中の糖濃度が極めて低いブタやウマ精子では低いことが報告されています。

精子の鞭毛運動の強さは受精効率に大きな影響を及ぼします。ウニ精子のようにMAFがヒトの精子鞭毛運動も活性化できるならば、男性不妊の改善など、応用面で大きな貢献をする可能性があります。哺乳類の精子鞭毛運動の調節機構は非常にデリケートであり、慎重に研究する必要がありますが、将来性のある、興味深い研究であると思います。

５－３．研究のカギを握る大学院生

ここでは大学の研究のカギを握る大学院生について、私の考えを紹介させてもらいます。

大学での研究では、大学院生の力は最も大切なものだと思います。「研究のカギを握るのが大学院生」であることを、以下の３点から述べたいと思います。１点目は、私が大学院生であったころの経験と私が教員として指導した大学院生の立場になって、「大学院生は主体性を持って研究する」ことについて紹介します。２点目は、私が学生を指導する立場になってから、強く感じたこと、「大学院生の研究成果が研究の発展につながる」ことについて紹介します。３点目は、大学院生であることの利点、「自分の興味のある分野で自主的に主体性を持って研究できる」ことについて紹介します。

「大学院生は主体性を持って研究する」

大学で実際に研究に携わるのは、学部４年生での卒業研究からです。私が40年以上前に在学した旧東京教育大学の理学部生物学科動物学専攻では、学生たちは学部３年の２月ごろから研究室巡りをして、先生方の研究内容を聞かせてもらい、卒業研究の研究室を選び、卒業研究のテーマを指導教員からもらいました。現在でも、筑波大学の生物学類では、全く同じように学生たちは研究室を選び、指導教員からもらった研究テーマで研究をスタートします。

ここで重要なことは、指導教員を選ぶ主体は学生であるということです。研究内容や研究成果が芳しくない教員には、学生は集まらないということです。学生にとって、良い指導教員を選び、面白い研究テーマで研究をスタートすることは、将来の道を決めると言っても過言ではないでしょう。

私の場合は、海の生物に興味があったので、海産動物の免疫学や生理学をやりたくて、下田臨海実験所の先生方を訪問し、海の生物の研究をしたいとお願いしましたが、拒否されてしまいました。指導教員を選ぶ主体は学生ですが、教員には拒否する権利もあるわけです。どうも私は芳しくない学生というレッテルを貼られていたようです。行くべきところがなかった私は、4月に赴任する新しい教授、渡邉良雄先生の指導を受けることになりました。

渡邉先生が研究されていたのがテトラヒメナの細胞分裂です。1974年当時、動物細胞の細胞分裂の仕組みの研究が世界的に盛んでした。細胞が縊《くび》り切れる細胞質分裂では、縊り切れの部分の細胞膜直下に収縮するリングが存在することがわかっていました。この収縮リングにはアクチンとミオシンがあり、筋肉の収縮のように、収縮リングが収縮して細胞は縊り切れると考えられていました。私が先生からもらったテーマは「テトラヒメナにもアクチンが存在することを明らかにする」というものでした。

学部4年の、卒業研究では毎日毎日、テトラヒメナのアクチン抽出に挑戦しました。骨格筋からアクチンを取る方法、当時、名古屋大学の秦野節司研究室で成功した真正粘菌からアクチンを取る方法、お茶の水女子大学の能村堆子研究室で成功したウニ卵からアクチンを取る方法などを参考にして、テトラヒメナからのアクチン抽出に全力で挑戦しました。

渡邉先生は研究テーマをくれましたが、具体的な実験方法は、私が周りの先生方や先輩から教えてもらい、試行錯誤で、まさに暗中模索で進めていきました。秦野先生を訪ね、真正粘菌からのアクチン取りのノウハウを教えてもらいました。そこで秦野先生の知遇を得て、お仲間を紹介してもらい知り合いの輪が広がりました。お茶の水女子大学は旧東京教育大学から歩いて10分ほどの距離でしたので、能村研究室にはたびたび足を運びました。入りびたり状態だったかもしれません。

重要なことは、実験の主体性は学生にあるということです。実験はうまくいきませんでしたが、自分の勘、五感をフル回転してアクチン取りに専念した日々は、私にとって素晴らしいトレーニングになりました。

では、私が教員として指導した学生たちはどうでしょうか？　MAFの研究の緒を開いた木村実果さんは、自分から進んでこの研究テーマを選び、発酵茶高分子ポリフェノールがミトコンドリアを活性化することを発見しました。最初は私が指導しましたが、そのうち木村さんはどんどん自分で研究の方向を開拓していきました。ローダミン123による生体染色で、ミトコンドリアの膜電位を測ることができるという情報は、ミトコンドリアを研究していた林純一研究室の中田和人教授から獲得しました。さらに、ローダミン123によって蛍光を発するミトコンドリアの写真は、木村さんがオリンパスのショールームまでサンプルを持ち込んで、顕微鏡で観察し、撮影してきました。彼女は自分でどんどん道を切り開き、素晴らしい成果を挙げたのです。私は彼女を見守るだけでした。学生の主体性を大事にすることは、研究にとってとても大事なことだと思います。

MAFの抽出分離とその性状解析をした藤原隆史君も主体性を持って、研究材料をテトラヒメナからネズミに替えました。さらに、2型糖尿病モデルマウスを使って、MAFが血糖値や血中遊離脂肪酸、内臓脂肪を低下させることを見つけました。彼はMAFにはメタボリックシンドロームの予防効果があることを指摘しました。私は彼と相談して、彼の主体性を尊重して、彼をサポートしました。

MAFが運動との併用で筋持久力を上昇させることを

発見した江口友昭君、MAF が筋肥大を促進することを発見した青木祐樹君も、MAF が脂肪肝の発症を抑制することを見いだした佐藤海斗君も、「MAF の研究をしたい」と言って、私の研究室に来てくれました。私は彼らにテーマを提供し、学内の専門家を紹介し、研究できる環境を整えました。彼らは指導してくれる教員や、先輩たちの指導の下、自主的に実験計画を立て、実験に励みました。そして、素晴らしい成果を挙げました。彼ら院生がいなかったら「MAF の研究」は進展しなかったでしょう。

学生を自分の枠に押し込もうとする教員は多いのですが、いかがなものでしょうか？　極端な例を紹介しましょう。私の周りに、DNA は大嫌いだと言い、学生が遺伝子を扱うことを毛嫌いする教員がいました。驚くべきことに、その研究室の学生たちも先生に洗脳されて、遺伝子を毛嫌いするようになりました。サイエンスの可能性を狭めてしまい、大変もったいないことだと思います。

一方、牛を広い農場で放牧するように、学生たちを自由にして、要所要所で適切に指導する教員がいました。ゾウリムシを研究材料にする研究室でしたが、10人以上のお弟子さんたちが国内の大学で職を得て、教授になっているのはすごいと思います。

大事なことは「学生たちのやる気を引き出し、主体性を持って実験を行う環境を用意すること」だと思います。「大学院生は研究を手伝ってくれる」と思う人がいるかもしれませんが、私は「大学院生が研究を行っている」と考えています。大学院生が大学での研究を支えていると言っても過言ではありません。

「大学院生の研究成果が研究の発展につながる」

MAFの生理作用の研究を振り返ると、学生と私の間でキャッチボールをするように研究が進んだと思います。

「誰か、サントリーのウーロン茶の生理作用を調べないか？」

「はい。私がやりたいです。サントリーは就職希望の企業ですから」

と言って、木村さんはテトラヒメナを使ってウーロン茶のなかにミトコンドリアを活性化するものが存在することを発見しました。

「誰か、木村さんの研究を引き継いでくれないか？」

「はい。僕は木村さんの卒業研究発表に感動したので、後を継ぎたいです」

と言って、藤原君が小澤哲夫先生と一緒にミトコンドリアを活性化するMAFを、ウーロン茶と紅茶から抽出分離してくれました。

藤原君はテトラヒメナからマウス（2型糖尿病モデルマウス）に研究材料を変えて、MAFに血糖値を下げ、内臓脂肪を減少させる効果があることを見つけました。

「紅茶のMAFはミトコンドリアを活性化するので、筋肉にも作用するかもしれない。誰か、筋肉への効果を調べてくれないか？」

「はい。僕はトライアスロンをやっているので、MAFの筋肉への効果には関心があります。ぜひ調べてみたいです」

と言って、江口君が私たちの研究グループに参加してくれました。彼は、筑波大学の体育で筋肉生理学を研究している武政徹教授の指導の下で、MAFの筋持久力に及ぼす効果を調べてくれました。その結果、適度な運動との併用でMAFは筋持久力を向上させることがわかりました。

この辺まで研究が進んでくると、学生たちもよく勉強しているようで、MAFの研究がしたいといって私の研究室を訪ねてくれるようになりました。

「MAFの精子鞭毛運動に及ぼす効果を調べてくれないか？」という要求に応えてくれたのが菊地絢子さんです。ウニ精子を使って、MAFが精子のミトコンドリアを活性化して、遊泳速度を速めることを見つけてくれました。

「MAFの筋肥大に及ぼす影響を調べてくれないか？」という要求に応えてくれたのが、青木祐樹君です。青木君は代償性過負荷実験と後肢懸垂実験という２通りの方法で、MAFが筋肥大を促進することを明らかにしてくれました。

MAFの生理作用に関する研究は、まさに学生たちとの共同作品と言っても過言ではありません。私にとって彼らとのやり取りは、とても面白いものでした。そして、実り多いものでした。これからも学生たちとボールを投げ合うように、研究を進めていきたいと思います。

「自分の興味のある分野で自主的に主体性を持って研究できる」

いままで、教員である私の立場で書いてきましたが、学生たちはどう思っていたのでしょうか？　彼らは自分が興味ある研究テーマを自由に研究できることをエンジョイしていたようです。

MAFのウニ精子の鞭毛運動に及ぼす効果を調べていた菊地さんは、海産動物の精子の鞭毛運動研究の専門家である、筑波大学下田臨海実験センターの稲葉一男教授と柴小菊先生の指導の下で研究を進めました。実験の指導をお願いした柴助教によると、菊地さんは飲み込みが早く、てきぱきと実験を進めていたとのことです。私は彼女の実験の追試を行いましたが、彼女のデータは文句のつけどころのないものでした。

指導教員から強制されてやる研究と、自主性と主体性を持ってやる研究では、実験に対するモチベーションはとても違うと思います。

２型糖尿病モデルマウスを用いたMAFの効果を調

べる実験で、藤原君は10週間毎日、24匹のマウスの腹腔にサンプルを注射し続けました。毎日欠かさずです。並大抵のことではないと思いますが、彼はその実験を完璧に行いました。なぜ彼はやり遂げたのでしょうか？彼が企画して、彼が責任を持って実施した実験だったからでしょう。

筋持久力に対するMAFの効果を調べる実験でも、江口君は、トレッドミルを用いた24匹のマウスのトレーニングと、走行距離の測定を9週間行いました。彼もこの実験を完璧に行いました。彼も主体性を持って、彼の責任のもとに実験をデザインしたのです。

私は思います。学生たちは、主体性と自主性を尊重して対応すれば素晴らしい成果を挙げる可能性を持っています。失敗もするでしょうが、それも経験です。学生たちを信じて任せることで、彼らは成長します。もしかしたら、私も彼らと一緒に成長していたのかもしれません。

コラム：繊毛・鞭毛運動

テトラヒメナやゾウリムシなどの繊毛虫の体表にはたくさんの繊毛が生えており、その運動によって彼らは自由に水中を泳ぐことができます。多くの繊毛は同調して動いています。この運動を繊毛運動と呼びます。繊毛の運動をよく見ると推進力を生み出す有効打と、繊毛が元の位置に戻る回復打があります。オールを使ってボートを漕ぐとき、水をつかんでオールを漕ぎ推進力を出します。漕いだ後、オールを空中に出して元の位置に戻します。水をつかんでオールを漕ぐのが有効打、オールを空中に出して元の位置に戻すのが回復打に当たります。

私たちの体のなかにも繊毛を持った細胞が存在します。その一つが気管の上皮細胞です。気管上皮にある繊毛も同じ方向に向かって同調して動き、痰や異物を排出しています。また、輸卵管の上皮細胞にも多数の繊毛が生えており、繊毛の方向性を持った繊毛運動によって、卵巣から排卵された卵が子宮へと運ばれていきます。

繊毛によく似た鞭毛は、繊毛より長く、鞭毛の運動は繊毛運動とは異なっています。鞭毛運動は正弦波（サインカーブ）様の波が鞭毛の基部から先端に向かう運動です。代表的な鞭毛運動は精子の運動です。精子は卵に向かって泳ぎ、精子が卵に到達すると、精子の核は卵内に入り、卵の核と融合して受精核を形成します。これが受精です。鞭毛運動は有性生殖のための非常に重要な運動です。

鞭毛と繊毛の大きな違いは2つあります。1つ目は、鞭毛は繊毛よりかなり長いことです。2つ目は、それらの数です。繊毛は細胞表面に多数生えていますが、鞭毛は細胞に1本あるいは2本しか生えていません。

繊毛と鞭毛は長さが異なりますが、断面の構造は共通しており、軸糸と呼ばれています。軸糸は周辺部にある9本の周辺二連微小管と中央にある中心対微小管、中心対微小管を取り巻く中心鞘、周辺二連微小管と中心対微小管をつなげるラジアルスポーク、周辺二連微小管の間をつなぐネクシンリンク、周辺二連微小管から腕のように伸びた外腕ダイニンと内腕ダイニンから構成されています。

軸糸の構造は9+2構造と呼ばれています（図28）。9+2構造はほとんどすべての真核生物の繊毛と鞭毛の基本構造です。9+2構造をつくる微小管はα-チューブリンとβ-チューブリンいうタンパク質から形成されています。

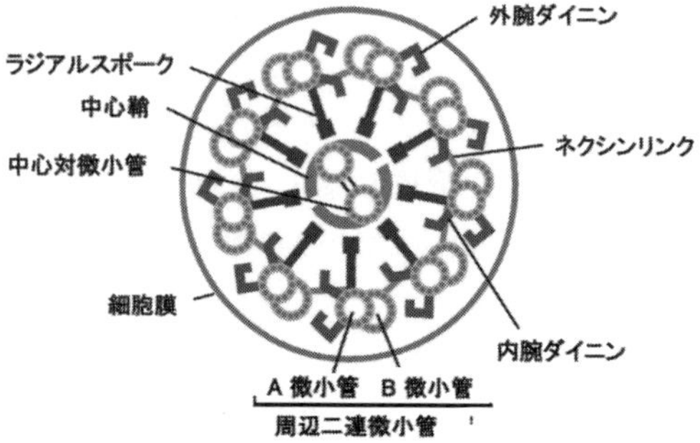

図 28. 繊毛（鞭毛）の断面の 9+2 構造。9+2 構造は 9 本の周辺二連微小管と 2 本の中央の微小管から構成されています。A 微小管上の外腕ダイニンと内腕ダイニンと B 微小管との間の滑り運動が、繊毛運動や鞭毛運動を引き起こしています。ラジアルスポークは周辺二連微小管と中心対微小管を繋ぐ構造で、ネクシンリンクは周辺二連微小管を繋ぐ架橋構造です。

繊毛運動や精子の鞭毛運動はどのような仕組みで生じるのでしょうか？　いまから 60 年ほど前には、この軸糸のなかに存在する ATP 加水分解酵素が ATP を加水分解して生じたエネルギーで、繊毛や鞭毛の運動が引き起こされていると考えられていました。1950 年から 1960 年にかけて、多くの研究者が繊毛運動と鞭毛運動の仕組みを研究しました。

繊毛や鞭毛のなかに存在するだろうと考えられていた ATP 加水分解酵素を発見することは非常に困難でした。この ATP 加水分解酵素を発見するために、まず問題になったことは、何を研究材料として選ぶかということです。精子の鞭毛を材料とするためには、多量の精子を集められる生物を選ばなければなりません。マウスやカエルでは精子を集めるのが大変です。一方、海産の生物には精子をたくさん海中に放出する生物がいます。代表的なものはウニです。ウニの精子を用いて、鞭毛運動を引き起こすATP加水分解酵素を探索する試みがなされました。しかし、誰もウニの精子からATP加水分解酵素を発見することができませんでした。

では、ゾウリムシやテトラヒメナなどの繊毛虫を材料にしたらどうでしょうか？　ゾウリムシの大量培養は難しいですが、テトラヒメナでは、当時すでに合成培地で大量培養する方法が確立していました。このテトラヒメナに目を付けたのがギボンス博士です。彼は大量に培養したテトラヒメナから、純度の高い繊毛を多量に集めました。次に、繊毛の細胞膜を除き軸糸を集めるため、界面活性剤（石鹸をはじめとする洗剤の主成分）であるディジトニンで処理しました。ディジトニンで処理した後、遠心機で遠心すると軸糸を大量に集めることができました。ギボンスは得られた軸糸から、ATP加水分解酵素の抽出をいろいろな条件で試み、その抽出に成功しました。ギボンスはこのATP加水分解酵素をダイニン（Dynein, dyneは力を意味し、-inはproteinを意味する）と名付けました。

次に、彼はダイニンが軸糸のどこにあるのかを調べました。その方法がとても素晴らしいので、紹介します。軸糸とダイニンを抽出した後の軸糸を電子顕微鏡で詳細に比較した結果、抽出後の軸糸には周辺二連微小管の外腕と内腕が消失していることがわかりました。さらに、抽出後の軸糸にダイニンを戻してやると、外腕と内腕が回復していることがわかりました。まさに、外腕と内腕こそがダイニンそのものだったのです（図28）。

ギボンスは研究材料をテトラヒメナからウニの精子に替え、ダイニンの働きを調べ、1971年にダイニンによって軸糸の微小管の間に滑り運動が引き起こされることを見事な実験で示しました。ウニの精子の軸糸を機械的に断片化し、ATPを加えてみました。この状態では、何も変化が起こりません。しかし、軸糸を短時間タンパク質分解酵素で処理してから、ATPを加え、暗視野顕微鏡で観察すると、軸糸から微小管が滑り出すのを観察しました。タンパク質分解酵素が微小管同士をつないでいる構造（ネクシンリンクと考えられている）を分解したため、周辺二連微小管のA微小管上のダイニン複合体が隣の周辺二連微小管を滑らせたわけです。サマースとギボンスのこの実験は微小管の滑り運動を世界で初めて観察した画期的な実験です。

現在、軸糸の外腕と内腕に存在するダイニンは軸糸ダイニンと呼ばれています。外腕には1種類、内腕には5～10種類のダイニンが存在することが知られています。外腕ダイニンは繊毛運動や鞭毛運動の運動頻度（回数）に関係し、遊泳速度を調節していると考えられています。一方、内腕ダイニンは波形変化に関係し、遊泳方向を調節しているのではないかと考えられています。

ダイニンは細胞質にも存在することが明らかになっています。これを細胞質ダイニンと呼んでいます。細胞質には微小管のネットワークがあり、その上を小胞が移動しています。これを細胞内輸送、あるいは小胞輸送と呼びます。微小管がハイウェーで、小胞は荷物です。荷物を運ぶトラックが細胞質ダイニンです。そしてトラックの燃料、ガソリンに相当するのはATPです。ダイニンはATPのエネルギーを利用して、繊毛運動や鞭毛運動、細胞内輸送を行っているわけです。

最近、繊毛運動が私たちの体づくりと体の機能に重要な働きをしていることがわかりました。繊毛が体の左右性に関わっていたのです。繊毛に異常があると内臓逆位、例えば心臓が右にあることがわかったのです。繊毛運動がどのように体の左右性をコントロールしているのでしょうか？　マウスの初期胚（受精後7.5日目の胚）では、胚の腹側中央部にノードという窪みが形成され、ノードの細胞には繊毛が生えています。この繊毛の運動によって左向きの水流が起きています。この左向きの水流によって、ある種の成長因子が胚の左側だけでつくられるようになり、それが左側に心臓をつくることを決定するというわけです。ノードの細胞の繊毛に異常があるマウスは、生まれる前に死んでしまいます。死んだ胎児の内臓を見ると、心臓が右側にあるものが見つかりました。

初期胚の繊毛がつくる流れによって体の左右が決まる仕組みは、哺乳類だけではなくメダカやゼブラフィッシュでも知られています。これらの魚類の初期胚にノードに似た機能を持つクッペル胞が存在します。したがって、初期胚の繊毛がつくる流れが体の左右を決める仕組みは、脊椎動物に共通であると考えられます。最近の繊毛・鞭毛運動に関しては神谷律氏の『太古からの9＋2構造繊毛のふしぎ』に詳しく述べられていますので、参考にしてください。

第6章　紅茶で健康になるために

６－１．湖南農業大学との展開

MAF の今後の展開を、中国の湖南農業大学の劉仲華教授のグループとの関係と私の夢も含めて紹介いたします。

「湖南農業大学との現在の状況」

湖南農業大学の劉教授のグループが、茶カテキンを酸化重合してテアフラビンを合成していることを知ったのは 2016 年後半です。

2017 年の９月に私たちは湖南農業大学を訪問し、紅茶由来の MAF の性質、生理効果、その実用化・商品化の可能性に関して紹介しました。小澤哲夫先生は MAF の測定法や MAF 含量を増やす方法を劉教授グループに伝授したいと提案しました。劉教授はとても喜び、快く共同研究の提案を受け入れてくれました。

劉教授は学内にあるテアフラビン合成工場を案内してくれました。テアフラビン合成のプロセスに沿って、私たちに設備を見せてくれました。劉教授は茶カテキンと茶葉を混ぜて発酵を行う大きな釜を前にして、いかに経済的、かつ大量に発酵過程を行うかを説明してくれました。発酵はポリフェノールオキシダーゼという酵素によって行われますが、彼らは茶葉の中の酵素を使う方法を採用していました。精製した酵素を使わず、茶葉を裁断し細かくしたものとカテキンを混ぜていたのです。実に単純な発想ですが、酵素を精製するという煩雑なプロセスをカットしていたのです。

得られた反応物は、夾雑物《きょうざつぶつ》を除くために遠心機にかけ、上清を回収します。その上清から、大規模なカラムクロマトグラフィー装置を使って、テアフラビンを精製するわけです。大きなカラムクロマトグラフィー装置が林立する前で、劉教授はテアフラビン合成法の開発から工業的な生産への道筋を得意満面に説明してくれました。それは素晴らしい物語でした。世界で初めてのことには心が躍ります。

小澤先生はテアフラビン合成工場を目の当たりにして、決心しました。湖南農業大学に長期滞在して、MAF の測定法を劉教授のグループに伝授し、MAF 含量の多い製品の開発を実現しようと。さっそく、劉教授との間で今後の研究の進め方と共同研究契約の内容を相談しました。その結果、小澤先生が湖南農業大学を訪問して、MAF の測定法とその含量を増やす研究を指導することになりました。劉教授の大学院生２名と研究員１名が小澤先生の指導の下に研究に従事しました。小澤先生はその後、５回も湖南農業大学を訪問して初期の目標を達成しました。

具体的な協力関係や役割分担に関しては、共同研究の契約のなかで決めました。私たち筑波大学グループが、前述のようにMAF の測定法とその含量を増やす方法を劉教授グループに伝授する。劉教授グループはMAFを大量に合成し、筑波大学のグループに提供する。筑波大学グループは提供されたMAFの性質と生理効果を調べ、オリジナルの紅茶MAFと同等の効果があるかどうかを検討するというものでした。

2018年の8月まで、小澤先生による技術指導は順調に進み、湖南農業大学では30%から40% MAFの合成が可能となりました。一方、筑波大学では合成された人工MAFを使って、オリジナルの紅茶MAFとの比較研究を進めました。両者の成分比較では、ほとんど差がないことがわかりました。筋肥大に及ぼす効果で両者の生理作用を比較したところ、人工MAFとオリジナルの紅茶MAFの効能は同等であることがわかりました。

この結果を受け、2019年に人工MAFを用いたヒトでの実験を実施しました。その内容は第3章の「MAFは生活体力年齢を若返らせる！」で紹介した通りです。人工MAFが中高年女性の生活体力年齢を1.5歳若返らせるという成果を持って、私たちは再び湖南農業大学を訪問しました。2019年の8月でした。

2回目の湖南農業大学訪問で、私たちはカーブスジャパンとの共同研究の結果、明らかになった人工MAFの生活体力年齢の若返り効果について詳しく報告しました。劉教授は並々ならぬ関心を持ってくれました。

さらにこの1年間、湖南農業大学の大学院生が行った研究成果も紹介してもらいました。それは人工MAFを効率的に生産する条件検討の研究成果でした。その内容は、私たちが長崎大学薬学部の田中隆教授との共同研究で得た、人工MAF合成の至適条件と同じ結果でした。劉教授グループの本気度を確認でき、私は大変うれしく思いました。

MAF合同事業推進に関して、私は劉教授に以下のことを提案し、議論しました。

人工MAF合成の効率化の実現。よりMAF含量の多い人工MAF製造のために、私たちが確認したＭＡＦ合成の至適条件で、MAFの大量生産を実現しようという提案です。

品質が一定の人工MAF合成の実現。作るたびにMAF含量が異なるようなことがないように、含量が一定の人工MAFをコンスタントに生産できる製造システムの構築をしようという提案です。

製造拠点の決定。MAFの実用化のためには、品質が一定のMAFを大量に生産しなければなりません。材料であるカテキンや茶葉は湖南農業大学周辺で調達できます。大学内の工場ではMAFの持続的な大量生産が可能かどうか議論しました。

以上３点に関して、前向きな議論をして、湖南農業大学を後にしたのですが、その後の新型コロナ感染拡大で、具体的な進展は見られていません。新型コロナが収束次第、再度、湖南農業大学を訪問し、具体的な進展を図りたいと思っています。

「中国側の思惑」

2019年11月に劉教授は中国の茶産業を総括する組織のトップになりました。これからは茶産業の振興と茶活用の研究を大々的に推進するとのことでした。

新型コロナのため具体的な進展はストップしてしまいましたが、劉教授との意見交換のなかで彼の思惑のいくつかが明瞭になりました。

劉教授は人工的にテアフラビンを大量にかつ安価に合成することに成功しました。これは、実は画期的なことです。なぜならば、紅茶のテアフラビンは精製することが非常に難しく、精製したテアフラビンの10mgの価格は何と60,000円もします。市場に出回っているテアフラビンは、ほとんど劉教授、あるいは中国内の彼の関係者が合成したものだと思います。

ということで、劉教授はテアフラビンに並々ならぬ思い入れを持っております。彼はテアフラビンにもMAFと同じ効果があるのではないかと考えています。それを証明するため、彼が合成したテアフラビンから、テアフラビンとMAFを別々に精製し、純品テアフラビンと純品MAFの生理作用を比較検討したいと考えているようです。表面的にはMAFを評価している劉教授ですが、テアフラビンの肩を持っているわけです。同じ研究者として私は彼の気持ちが理解できます。彼の思いを尊重して、これからもうまく付き合っていきたいと考えています。

MAFが中高年女性の生活体力年齢を若返らせるという私たちの研究成果を聞いて、劉教授は以下のようなことを言いました。「私はテアフラビンやカテキンのアンチエイジング（抗加齢あるいは抗老化）作用を重点的に研究してきた。MAFが生活体力年齢を若返らせるということは、まさにMAFがアンチエイジング効果を持つということだ。中国は一人っ子政策の影響で、最近少子高齢化が著しく、アンチエイジングが大きな課題になっている。13億人の人口を有する中国において、アンチエイジングは大きなビジネスチャンスである。MAFは日本よりも中国で大きな可能性があるぞ！」

この言葉を聞いて、劉教授とうまく付き合っていかないと大変なことになるのではないかと思いました。すべて彼に獲られてしまうのではと。

私は劉教授に提案しました。「カテキンが2つ酸化重合してテアフラビンになり、さらに酸化重合が進むとMAFになるわけです。酸化重合の至適条件は明らかになっています。途中で反応を止めればテアフラビンが取れます。さらに反応を進めればMAFが取れます。これから筑波大学グループと劉教授グループが協力して、純品テアフラビンと純品MAFの生理作用を比較検討しましょう。MAFの生理作用の研究で私たちが育んだノウハウを総動員してこの共同研究を成功に導きます。ですから劉教授グループでは純品テアフラビンと純品MAFの調製を行ってください」

劉教授は私たちの提案に賛成してくれました。その後の新型コロナ感染拡大でこの計画はストップしていますが、新型コロナが収束した暁には速やかにスタートしたいと思っています。

「商品化に向けて」

現状では私たちの手元にはMAFを34%、テアフラビンを45%含む粉末が多量にあります。生活体力年齢を若返らせたサンプルです。このままでも商品化の可能性はないわけではありません。しかし、前述のように純品テアフラビンと純品MAFを用意できるのならば、それぞれの生理作用を比較検討し、それぞれに適した商品化戦略を展開したいと私は考えています。

実をいうと純品テアフラビンを10 mgほど、静岡県立大学におられた中山勉教授から分けていただき、テアフラビンのミトコンドリア活性化能をMAFと比較したことがあります。その結果、MAFのほうがテアフラビンよりミトコンドリア活性化能が強いことがわかりました（第4章、図18、19）。

私としてはテアフラビンに筋持久力を上昇させる効果があるのか、テアフラビンに筋肉の肥大化を促進させる能力があるかなどを調べたいと思いました。しかし、純品テアフラビンを得ることができなかったため断念したという経緯があります。したがって、純品テアフラビンと純品 MAF の生理効果の比較は私にとっても悲願なのです。

この件に関しては、筑波大学の体育系の武政徹教授も前向きに考えておられます。新型コロナが収束したときが私たちの勝負のときであると考える次第です。

商品化に向けて必要なことは、純品テアフラビンと純品 MAF を用意することです。現状では良い線まで来ているので、あと一押しで実現できると考えています。

純品テアフラビンと純品 MAF を用意できたときに解決しなければならない問題点を整理してみましょう。あまり複雑になるとわかりにくいので、純品テアフラビンと純品 MAF の生理的効果が類似していた場合で考えてみます。生理的効果も運動との併用で筋持久力を上げることと筋肥大を促進することの２点に絞って議論します。

大きな問題点は純品テアフラビンと純品 MAF の価格です。１kg 当たりの価格が１万円以下ならば、健康飲料、スポーツ飲料、健康サプリメント、スポーツサプリメントなど、市場に大量に供給する商品にすることが可能でしょう。

１kg 当たりの価格が１万円以上になると、大量消費材としての商品化は難しくなります。医薬品に準じた付加価値を持った商品として売り出すことになると思います。

ではどのような付加価値を持たせればよいでしょうか？　私は劉教授の提案のなかに１つ目の回答を見つけました。それはアンチエイジングです。私たちが中高年女性を対象にしたヒト介入試験で得た「MAF が生活体力年齢を若返らせる」という効果も、アンチエイジングを支持しております。

私が考えているアンチエイジング戦略を紹介します。私が注目しているのはフレイルです。フレイルというのは健康な状態と要介護状態の中間の状態です。身体的機能や認知機能の低下が見られる状態で、まさに老化の入り口です。適切な運動を行うことで、要介護状態に進まずに済む可能性があります。

フレイルは、筋力低下などの身体的要素、認知症やうつなど精神的・心理的要素、独居や経済的困窮などの社会的要素で構成されています。したがって、フレイルの進行を予防するためには、これらの３つの側面から対応する必要があると考えられております（『介護予防とフレイル』）。

私は「筋力低下などの身体的要素」への MAF の効果に注目しています。MAF がフレイル・サイクルという悪循環を断ち切る可能性があるからです。

フレイル・サイクルというのは、「加齢による筋力低下→活動量の低下→エネルギー消費の低下→食欲の低下→栄養摂取不足→体重減少と筋力低下」という悪循環です。寝て起きて、食べて動いて、疲れて食べて、寝て起きるという日常生活サイクルに必要な生活体力が低下するのです。その結果、転倒や骨折、慢性疾患の悪化をきっかけとして、要介護状態になる可能性が高くなります。

適度な運動とMAFの摂取は筋持久力を向上させます。MAFは筋肥大を促進する効果があることも紹介しました。また、カーブスジャパンの協力で実施したヒト介入試験では、MAFが中高年女性の生活体力年齢を若返らせることがわかりました。これらのMAFの効果をベースにして、私が提案したいことは「日々の運動習慣とMAFの摂取で、加齢による筋力低下を防ぐ」ということです。その結果、フレイル・サイクルにはまることなく、日々の生活をエンジョイできる生活体力を維持することができます。これは、本人にとっても周りの家族にとっても幸せなことだと思います。

以上のことをまとめますと、適度な運動とMAFの摂取で、個人レベルでは健康寿命を延伸して、老後の日々を楽しむ生活を実現していただきたいと思います。国レベルでは、要介護の人口が少しでも減少し、老人福祉の負担を減らし、余った予算を子育て世代に回していただければと思います。こんな夢のような社会の実現にMAFが貢献できれば、私としては最高の喜びです。

次は2つ目の付加価値です。それはアスリートやスポーツ愛好家を対象にします。適度な運動との併用で

MAF が筋持久力を向上させ、筋肥大を促進することはアスリートやスポーツ愛好家にとっては素晴らしいことだと思います。MAF のこれらの効果が筋肉生理学的な分析によって科学的に証明されていることも重要です。本書の第３章「筋持久力に及ぼす MAF の効果」と、第４章「E80 は骨格筋の筋肥大を促す！」の項を参照ください。

筋持久力向上と筋肥大促進をうたったスポーツ飲料やスポーツサプリメントを開発すれば、需要は大きいと考えています。そのためには、ヒトでの MAF の効果を調べるヒト介入試験が不可欠です。

ヒト介入試験はそれなりに費用がかかるため、企業の支援は重要です。中高年の女性を対象に行ったヒト介入試験ではカーブスジャパンの支援を受け、MAF が生活体力年齢を若返らせるという効果を発見しました。私たちは MAF の筋持久力を向上させる効果や、筋肥大を促進する効果を企業にアピールしてきました。そして、ヒト介入試験の資金援助をお願いしてきました。会社訪問はかなりの数に上りますが、新型コロナが流行している状況ではなかなかうまく行きません。しかし、私たちはサポートしてくれる企業探しに日夜努力しています。

「MAF 事業の不安点や懸念事項」

MAF ビジネスの不安点や懸念材料を明確にすること

は、今後のMAFビジネス展開のために重要です。

不安点の第一は、中国の劉教授グループから品質が安定したMAF原末を大量にかつコンスタントに入手できるかということです。劉教授とは意見交換を進めながら、安定した供給ネットワークづくりを目指していますが、新型コロナ感染という思いもかけないパンデミックのため作業が中断しています。新型コロナ感染収束後が勝負だと考え、準備を進めています。

不安点の第二は、MAF原末の生産拠点が決まったら、中国から日本へのMAF原末の輸入業務を担当してくれる商社を見つけなければなりません。中国との商売で実績があり、食品関係の輸入業務にたけた商社でなければなりません。

不安点の第三は、前述したように、MAFの筋持久力向上効果や筋肥大促進効果を調べるヒト介入試験をサポートしてくれる企業の開拓です。企業との良好な関係、二人三脚関係なしではMAFビジネスの発展はあり得ません。できれば、企業にMAFを使った魅力ある商品開発も行ってもらいたいと思います。私たちもアイデアを出しますが、餅は餅屋という言葉があるように、プロの意見はとても大切です。

不安点や懸念材料を挙げればきりがありませんが、現在私が考えているものは以上です。状況が変われば、どんどん変化すると思いますが、臨機応変に対応したいと考えています。

6－2．研究費は湧いてこない

ここでは、私が長年苦労してきたMAFに関する研究資金の獲得・維持の問題に関して、その悪戦苦闘の軌跡について述べたいと思います。

私は1999年からMAFの研究を開始したので、今年で23年目になります。多くの方々の支援を受けて、私たちが進めてきたMAFの研究も本にまとめることができるくらいに発展してきました。

この23年を振り返って思うことは、よく研究費が枯渇しなかったなあという感慨です。毎年毎年、研究費の確保に汲々としてきました。満足した年はなかったように思います。ハングリーだったから23年も続けてこられたのかもしれません。

この23年間の研究費獲得の実態を表3に示します。このリストはMAF研究を続けるために研究費を得ることにベストを尽くした私の足跡です。援助してくれたサントリー株式会社、三井農林株式会社などの企業や、科学技術振興財団、筑波大学にはこの場を借りて心から感謝いたします。ありがとうございます。

表3　ＭＡＦ研究費獲得の軌跡

期間	研究費の内容	金額（千円）
1999 ～ 2001	サントリー株式会社　奨学寄付金	5,000
2003 ～ 2005	筑波大学　学内プロジェクト研究Ａ ・ウーロン茶ポリフェノールによるミトコンドリア膜電位上昇と精子鞭毛運動活性化の分子機構の研究とその応用開発	6,600
2005 ～ 2008	三井農林株式会社　共同研究 ・ミトコンドリアの活性化を行うＭＡＦの研究 ・紅茶から精製したＭＡＦを用いたマウスへの経口投与実験 ・紅茶ＭＡＦを用いた商品開発の研究	11,470
2009 ～ 2013	科学技術振興財団　静岡県・静岡市地域結集型研究開発プログラム「静岡発　世界を結ぶ新世代茶飲料と素材の開発」 ・食薬融合技術によるおいしく安全な茶飲料と素材の開発に関する研究 ・新規飲料事業化のための差別化研究①発酵茶 ・カテキン苦渋味評価法の確立と機能性評価に関する研究　機能性評価；非アルコール性脂肪肝に対する効果	18,162
2014 ～ 2015	筑波大学と産総研との合わせ技ファンド ・ナノ精度での細胞のエネルギー代謝状態の評価系の開拓	1,200

1999年から2001年までの3年間はサントリー株式会社から奨学寄付金をもらいました。MAFの研究のきっかけを作ってくれた細田和昭君がサントリーの商品開発部門にいたので、彼の努力で研究資金を提供してもらいました。この時期に、ウーロン茶のなかにミトコンドリアを活性化するポリフェノールの存在を発見しました。まさにスタートアップ支援でした。3年間継続してくれたことで、私たちは素晴らしいスタートを切ることができました。

細田君は2002年にサントリーを退社することとなり、2002年は研究資金が断たれてしまいました。この危機を救ってくれたのが、筑波大学の学内プロジェクト助成研究資金です。厳しい審査を通過して2003年からの3年間、660万円の研究資金を得ることができました。本当に助かりました。

学内プロジェクト助成研究の成果は、毎年学内に向けて報告する義務がありました。私はこの機会を最大限利用して、私たちの研究成果の有用性をアピールしました。MAFの部分構造を明らかにし、MAFがミトコンドリアの酸素呼吸を活性化することを、①ミトコンドリアの膜電位上昇、②酸素消費量の増加、そして、③ATP産生量の増加の3点で明らかにしました。MAFがミトコンドリア活性化因子であることを証明したわけです。

ちょうどこのころ、私たちの研究成果に注目してくれたのが、筑波大学の産学連携部門の技術移転マネージャーであった林さんでした。林さんはMAFに関心を持つ企業を何社も私に紹介してくれました。林さんは私と一緒に会社回りもしてくれました。

私と林さんは多くの企業を訪問しました。アサヒ、キリン、サッポロ、数え上げたらきりがないくらい、よく頑張りました。その結果、日本の紅茶販売を一手に引き受けていた三井農林株式会社が私たちの研究に関心を持ってくれました。三井農林株式会社は日東紅茶の販売元です。ウーロン茶よりも紅茶にMAFが多く存在することがわかり、私たちが紅茶のMAFを中心に研究を進めることを決めたころでした。三井農林株式会社からは、2005年から2008年までの4年間援助していただきました。研究開発部門のトップだった原征彦氏は、私たちの研究成果を高く評価してくれました。原氏は緑茶カテキンの生理的な有効性を広く世界に発信した人物です。緑茶カテキンを多量に調製し、世界中の研究者に配布し、緑茶カテキンの有効生理作用の研究をグローバルに展開しました。その結果、現在では緑茶カテキンが健康維持に役立つことは周知のことになっています。まさにカテキンの父のような存在である原氏の理解を得たことは、大きな力となりました。

この時期に私たちは、MAFが２型糖尿病モデルマウスの、①血糖値を低下させること、②血中遊離脂肪酸濃度を低下させること、③内臓脂肪を低下させること、

④脂肪肝発症を抑えること、などを明らかにすることができました。MAFがメタボリックシンドローム発症を抑える予防効果を持つことを示すことができたと思います。

2009年の初めに原氏から素晴らしい提案がありました。彼は2008年スタートの科学技術振興財団による静岡県・静岡市地域結集型研究開発プログラム「静岡発世界を結ぶ新世代茶飲料と素材の開発」の研究代表者になっていました。原氏は私たちもこの研究開発プログラムに参加しないかと誘ってくれたのです。願ってもない提案に私たちは参加することを決めました。

静岡県ということで緑茶が中心かと思いました。しかし、紅茶のテアフラビンの研究や、古茶であるプアール茶の研究を行っている研究者も参加しており、まさに多士済々でありました。

この研究開発プログラムには2009年から2013年までの5年間参加いたしました。この5年間でMAF研究は大きく発展しました。MAFが非アルコール性脂肪肝の発症を抑えることがわかりました。非アルコール性脂肪肝は放っておくと非アルコール性脂肪肝炎(NASH)になります。NASH患者の多くは肝硬変を起こし、さらに肝がんになる可能性があります。MAFによる非アルコール性脂肪肝の予防はNASH患者の減少につながり、社会的影響が大きいと思います。

さらに、MAFが筋持久力の向上に効果があることがわかりました。私たちはこれを機に、MAFと筋肉との関係を調べる方向に大きく舵を切りました。

静岡県・静岡市地域結集型研究開発プログラムは2013年で終了しました。毎年サブテーマが変わり、それに対応するためにいろいろ工夫しましたが、素晴らしい成果を挙げることができました。また、多くの研究者とも知り合いになりました。私にとってはとても貴重な経験でした。しかし、その後、私はなかなか研究費が取れず苦労しました。まさに先細りです。苦しい時間が過ぎていきました。

その危機を救ってくれたのが、共同研究者である、筑波大学体育系の武政徹教授です。武政教授の努力で、筋持久力や筋肥大に及ぼすMAFの効果を売り物にして、企業からの研究費を獲得できるようになりました。カーブスジャパンとの共同研究もその一つです。この共同研究からMAFが生活体力年齢を若返らせる効果を持つことがわかりました。また、湖南農業大学との共同研究も始まり、MAFの実用化への道が開かれました。2020年も研究費の獲得のため、武政教授と共同で科学研究費の基盤研究に応募しました。2021年の4月には採否が決まります。採択されることを祈る毎日です。

筑波大学の技術移転マネージャーであった林さんとの二人三脚で多くの企業を回りましたが、林さんが退職した後を継いでくれたのが、筑波大学国際産学連携本部の技術移転マネージャー永井明彦氏です。武政教授と永井さんの素晴らしい連携プレーで、企業との共同研究や、特許申請が順調に展開しています。武政教授と永井さんとは湖南農業大学にも一緒に行き、MAFビジネスを売り込んできました。新型コロナの感染拡大で、企業との共同研究はハードルが高くなっていますが、あきらめることなく挑戦しています。

6－3．研究資金の種類

ここでは研究者が研究資金を獲得するためにどのような努力をしているか、私の経験をもとに紹介したいと思います。「6－2．研究費は湧いてこない」(p.164)で紹介したように、私は3種類の研究資金からMAFの研究費を得ていました。それらは以下の通りです。

①企業からの資金援助

私は1999年から2001年までの3年間、サントリーから奨学寄付金として研究費を提供してもらっていました。その経緯は、サントリーのウーロン茶の生理作用を研究する研究グループに関わっていた細田和昭氏が、私を誘ってくれたのです。この場合は、企業側と私の間を仲介してくれた細田氏がキーパーソンでした。

2006年から2008年までの3年間、三井農林株式会社から共同研究費の支援を受けていました。筑波大学の産学連携部門の技術移転マネージャー林さんの尽力で、私は三井農林本社で、私たちの研究成果を紹介する機会を得ることができました。三井農林の場合は、私たちが研究成果を売り込みに行って、共同研究契約を結ぶことができました。

企業からの資金援助を得るためには、有能な仲介者が存在すること、あるいは当事者が企業に乗り込んでいって研究成果をアピールすることが重要だと思います。

企業からの奨学寄付金や共同研究経費は、企業と大学との間で契約書が取り交わされた後、研究経費を受領する当事者が研究目的、研究費の内訳などを記した研究計画書を大学の担当事務に提出します。企業と大学の間で研究計画が承認された後、研究費が企業から大学に払い込まれます。研究者は研究計画書に記載した内容を守って、研究に必要な物品を購入します。経費の出納表は担当事務が作成します。契約期間終了前に、研究成果と研究費の収支を報告して契約は終了します。

ここでいう研究成果は学会発表、論文での公表などです。

②国の行政機関からの研究資金補助

国からの研究資金の代表的なものは文部科学省の科

学研究費補助金です。私の場合はMAFの研究で何度も科学研究費補助金を申請したのですが、一度も採択されませんでした。私が思うに、科学研究費補助金は学術研究援助が主であり、MAFの研究のような応用研究は採択されにくいようです。

一方、2009年から2013年までの5年間、研究費の援助を受けた科学技術振興財団の静岡県・静岡市地域結集型研究開発プログラム「静岡発　世界を結ぶ新世代茶飲料と素材の開発」は、応用研究に重点を置いていたように思います。この研究開発プログラムについては、私は当初この研究経費に関する情報を全く持っていませんでした。この研究開発プログラムの研究代表者であった原征彦氏が私に声をかけてくれたおかげで、私はこのプログラムに参加することができました。

科学技術振興財団が企画する研究プログラムは研究費が潤沢にあり、とても魅力的ですが、それらの情報を見つけるのがとても難しいように思います。私の場合は原氏との強いつながりがあったおかげで、仲間に入れてもらったように思います。建前はオープンですが、実体はクローズのような研究費は、私たちのような弱小研究者にとっては高根の花です。私はいろいろ手を尽くして調べ、このような研究経費に何度もチャレンジしましたが、何らかの人的つながりがないと、採択されることはなかなか難しいというのが正直な感想です。

その点、文部科学省の科学研究費補助金はオープンで公正であるので、素晴らしいと思います。科学研究費補助金の総額を増やすことは、将来のわが国の科学発展のためには不可欠だと思います。

③学内の研究資金配分

私は、2003年からの3年間、筑波大学の学内プロジェクト助成研究Aに採択されたことで、MAF研究を軌道に乗せることができました。採択されたときのことはいまでも覚えています。学内の報告会では自信を持って研究成果を報告しました。学生対象の教員の研究紹介でも、私はMAF研究の成果について説明しました。これらの機会を最大限利用して、MAF研究の学内へのアピール、生物学類生へのアピールを行いました。

研究資金を獲得するために最も大事なことは、良い研究をして研究業績を挙げること、具体的には良い研究論文を国際的な一流誌に発表することです。文章に書くのは簡単ですが、実現するのは至難の業です。多くの研究者が注目している研究分野は競争が激しく、抜きん出るのは並大抵ではありません。だれも注目していない研究分野に切り込むのは、勇気がいります。その分野が将来発展する可能性があるのかどうかは誰にもわかりませんので。

私がMAFの研究を始めた1999年の頃を振り返って

みると、緑茶カテキンの研究は徐々に増えていましたが、紅茶のポリフェノールの研究は、テアフラビンの研究が緒《いとぐち》に就いたばかりでした。私は誰もやっていない分野に切り込んだわけです。しかし、当時は面白さが先に立って、世界の状況など視野に入りませんでした。

いま、この文章をまとめていて気がついたことは、私は運が良かったということです。研究費は途切れることもありましたが、何とか獲得することができました。私は研究協力者にも恵まれました。優秀な大学院生も私の研究室に集まってきました。

私は、ミトコンドリアの働きを活性化するMAFを見つけたことが幸運につながったと思います。細胞のエネルギー産生工場であるミトコンドリアは生命活動に不可欠な細胞内小器官です。ミトコンドリアの活性化は多くの生命現象に影響を及ぼします。MAFの研究は自ずと大きく広がる可能性を内在していたわけです。

では、発展する研究テーマはどのように見つければよいのでしょうか？　それはやってみなければわかりません。「為せば成る為さねばならぬ何事も」ということです。

6－4．「選択と集中」の功罪

国立大学が法人化する前、筑波大学では教員に十分な研究費が配分されていました。教授は年間100万円を少し超えるくらい、助教授は60万円前後、講師や助手でも30万円前後は配分されていたと思います。しかし、法人化後は職階に関係なく、配分額は20万円ほどになってしまいました。教員たちは文部科学省の科学研究費や省庁が設定する大型研究費、科学系の財団の研究費や企業からの研究費を獲得しないと、日々の研究を続けることができなくなりました。この現状を研究費の「選択と集中」と呼んでいます。

文部科学省の科学研究費に関して、以下のような説明があります。「学術研究では、研究者個々の自主性に基づき、独創性で多様性を確保することが重要です。あわせて、研究者相互のインタラクションに基づき、新たな学問領域を切り開き、若い研究者を育成していくことが重要です。このため、科研費では、「基盤研究」などにより個人型の研究をサポートするとともに、「新学術領域研究（研究領域提案型）」において、新たな研究領域を設定して異分野連携や共同研究、人材育成等を図る大規模なグループ研究をサポートしています」

大学や研究機関の研究者は、個人研究をサポートする「基盤研究」に応募するか、大規模なグループ研究をサポートする「新学術領域研究（研究領域提案型）」に応募することができるわけです。私は文部科学省の科学研究費助成事業は、非常によくできたものだと思います。なぜならばすべて公募であり、公正に審査されているからです。

国が管理する競争的研究費制度の総額は2020年度で7,226億円です。そのうち科学研究費助成事業は2,373億円です。残りの4,853億円は各省庁が管理する研究費です。各省庁の研究費は、研究目的が明確にかつ事細かに設定されており、誰でも自由に応募できるものではありません。誰がどのような目的でこれらの研究目的を決めたのかもよくわかりません。担当部署に問い合わせたり、こちらから出向いて担当者から説明を受けたり、あるいは全国何カ所かで開かれる説明会に行きましたが、私にはその重要性が理解できないものが多々ありました。そして、驚いてしまうのは、それらの競争的研究制度でどのようなことが解決されたのか、どのようなイノベーションが生み出されたのか、全くわからないのです。国民の税金を使っているのです。それぞれの競争的研究制度の成果を広く公表してもらいたいものです。

いま猛威を振るっている新型コロナ対策の研究には、政府は補正予算をつけて対応しようとしています。では2020年度当初では感染症対策にどのくらい研究費を割いていたのでしょうか？　競争的研究費制度の一覧表から私が捜したところ、感染症対策とわかる制度は文部科学省の「新興・再興感染症研究基盤創生事業」の30億円だけでした。競争的研究費制度以外に感染症対策の特別会計予算を置いてあったのかもしれません。しかし、日本で新型コロナに対するワクチン製造が遅れている現実を見ると、どうも研究費の配分がうまくいっていなかったのではないかと思います。

研究費の「選択と集中」の改善のために、私は「科学研究費助成事業」の経費を倍増していただきたいと思います。各省庁で細分化した競争的研究費制度を見直して、研究者が自由な発想で研究できる「科学研究費助成事業」に投資していただきたいと思います。大学からの研究費を大幅に削減し、競争的資金を確保しろといいますが、国が管理する競争的研究費制度の３分の２はひも付きで、私たちは自由に応募することができません。この理不尽な制度を改めてもらいたいと思います。その解決策が「科学研究費助成事業」の経費倍増です。

私たちのMAF研究は大学院生の力によると言っても過言ではありません。このことは第５章の「研究のカギを握る大学院生」で詳しく述べました。しかし、日本の現状では、博士課程に進学する大学院生の数は減少しています。なぜでしょうか？

大きな原因は２つあります。１つ目は、博士課程に進学すると博士号取得後の就職が非常に難しいことです。大学の助教などの若手の職が激減しています。博士号を取得しても就職できないのです。2つ目は、博士課程に進学すると生活費が稼げません。奨学金はありますが返還しなければなりません。まさに借金です。職に就けなかったら、数百万円の借金を背負うことになります。どうしたらよいのでしょうか。

1つ目の問題の解決は、企業がもっと博士号取得者を採用することだと思います。修士号取得者の求人は多数あるのに、おかしなことに博士号取得者の求人は激減します。研究者としての能力を十分に身に付けた実力者である博士号取得者を採用せず、未熟な修士号取得者を採用する企業の真意を知りたいものです。

世界に目を向けると製薬業界ではリーダーシップを取る人材はすべて博士号を持っています。国内に目を向けると製薬業界の博士号取得者はかなり少ないようです。

筑波大学の生物学学位プログラムでは博士課程の早期終了プログラムを実施しています。これは、修士号を持っている社会人で、博士論文に相当する研究実績を持つ人に、1年間で博士号を授与するという教育プログラムです。この早期終了プログラムに挑戦するのは、製薬会社の修士号取得者が多いように思います。日本の製薬会社でも世界と勝負するためには、博士号取得者を確保しなければ勝負にならないようです。だったら、初めから博士号取得者を採用してもらいたいものです。製薬業界以外でも、世界で勝負するためには博士号取得者は大きな武器になるはずです。日本の科学関連企業の皆様、ぜひとも、博士号取得者を採用してください。お願いします。

２つ目の問題の解決は、大学院生、特に博士課程の大学院生に生活費を支給することです。「科学研究費助成事業」を倍増してほしいと書きましたが、倍増分で大学院生の生活費を負担していただきたいと思います。親からの仕送りや、返さなければならない借金のような奨学金、そしてアルバイトの収入などで学費や生活費を賄う博士課程の学生の姿を見ると涙を禁じ得ません。21世紀になってからもノーベル賞受賞者が出ている日本ですが、将来を担う人材育成はお粗末なものです。いまからでも遅くはありません。ぜひ大学院生の生活費を保障していただきたいと思います。

アメリカの研究者仲間と話し合うたびに、大学院生の待遇が日本と段違いであることに驚きます。ボスが研究費を申請するときには必ず大学院生の生活費も含めて申請し、研究費が採択されたら、それ相応の生活費を大学院生に支払っていました。言い換えるならば、良い研究を行い十分な研究費を持つ優秀なボスのところには大学院生が集まり、研究の質が悪く、研究費を持っていないところには大学院生が集まりません。

研究の質、研究資金、大学院生の関係が良いサイクルをつくれば、わが国の研究レベルは上昇すると思います。良い研究を行う研究者が十分な研究費を獲得する。良い研究を行い、十分な研究費を持つ研究者のところに優秀な大学院生が集まる。優秀な大学院生が良い研究成果を挙げる。さらに研究資金が集まる。このようなサイクルができれば、全体の研究レベルは上昇するに違いありません。

研究資金の額は必要十分な額でよいのです。30歳から40歳の若手研究者を想定しましょう。研究者自身と3名の大学院生の小さなユニットです。彼らの研究費400万円と3名の大学院生の生活費を一人当たり月15万円とすれば540万円、それに諸経費を加えて1000万円となります。この小さなユニットが独自にあるいは連携して研究を進め、上記のような良いサイクルをつくれば、研究のレベルも上がり、人材育成もうまくいくと思います。

6－5．紅茶で健康に乾杯

紅茶で健康を実現するために、私たちが目指していることを紹介させていただきます。

「MAF研究の過去・現在」

2007年に私たちはウーロン茶や紅茶などの発酵茶のなかからミトコンドリアを活性化するMAFを発見し

ました。MAFによってミトコンドリアが活性化されると、酸素消費量が増加し、糖代謝と脂肪代謝が促進され、私たちの生命活動のもとであるATP産生量が増加しました。糖代謝の促進は、血糖値の低下を促し、糖尿病の予防につながります。脂肪代謝の促進は血中の遊離脂肪酸の低下や、肝臓の脂肪の低下を促し、高脂血症、脂肪肝の予防につながります。

『平成29年（2017）人口動態統計（確定数）の概況』によると、日本人の死因の第1位はがんですが、第2位は心臓病、第3位は脳卒中です。心臓病と脳卒中は、いずれも動脈硬化が原因といわれています。動脈硬化を起こしやすくする要因（危険因子）は、高血圧・喫煙・糖尿病・脂質異常症（高脂血症）・内臓脂肪型肥満（内臓肥満）などがあります。これらの危険因子はそれぞれ単独でも動脈硬化を進行させますが、危険因子が重なれば、それぞれの程度が低くても動脈硬化が進行し、心臓病や脳卒中の危険が高まることがわかっています。

MAFは血糖値を下げて糖尿病を予防し、血中遊離脂肪酸を下げて脂質異常症の予防をし、さらに内臓脂肪を下げて内臓肥満を予防する効果があります。その結果、MAFは動脈硬化を予防し、心臓病や脳卒中を防ぐ効果を持つかもしれません。これは今後の研究課題です。

2013年に私たちはネズミを使って、MAFが運動との併用で筋持久力を向上させることを発見しました。2017年にはネズミを使ってMAFが筋肥大を促進することを発見しました。これらの成果は、MAFがアスリートやスポーツ愛好者の筋力増強を目的としたスポーツドリンクやスポーツサプリメントの商品化に道を開くと思います。

MAFの筋持久力や筋肥大に及ぼす効果は、高齢者の健康寿命の延伸にも貢献するかもしれません。「商品化に向けて」(p.158) の項で触れたように、MAFは加齢による筋力低下が引き金になるフレイル・サイクルの悪循環を断ち切る可能性があります。体重減少と筋力低下が進むと寝たきりになったり、認知症を発症したりして、要介護状態になってしまいます。MAF摂取と適度な運動によって筋力低下を防ぐことは、認知症の予防や、要介護の予防になると考えます。MAFが健康寿命を延伸して、長く日常生活を維持できるというわけです。

これに関しては、カーブスジャパンとの共同研究で実施したヒト介入試験で実証できたと思います。この実験で、私たちはMAFが中高年女性の生活体力年齢を1.5歳若返らせることを明らかにしました。

では、いかにしてMAFを活用するか？　ということ が課題になります。現在、高齢者対象のデイサービスとか、介護施設では、日常生活のための体力維持を目的としたリハビリ運動が行われています。私の提案は、このリハビリ運動とMAF の摂取によって、生活体力 年齢の若返りを図るというものです。現在、老人ケアを行う企業にMAFの利用に関して働きかけをしています。

「将来の可能性」

ここでは、私の将来の夢について述べたいと思います。

１つ目は「MAF →ミトコンドリア活性化→ ATP 量の増加→タンパク質変性の抑制」というストーリーです。

2017 年にScience という世界的に有名な科学雑誌に、『ATP は細胞のなかのタンパク質の変性を防ぐ』という趣旨の論文が掲載されました。タンパク質の変性というのは、タンパク質の立体構造が異常になり、従来の機能を果たさず、細胞にダメージを及ぼすようになることです。

多くの研究者が、ATP のこの働きに注目しています。それは認知症を起こすような中枢神経の疾患では、神経細胞内のタンパク質の変性が病気の原因になっている可能性が高いからです。

認知症の原因の一つであるアルツハイマー病では、神経細胞内に異常βアミロイドタンパク質の蓄積が見られます。異常βアミロイドタンパク質の蓄積が、アルツハイマー病が発症する原因の一つではないかと考えられているのです。

パーキンソン病も異常タンパク質の蓄積が引き起こす病気であると考えられています。パーキンソン病は主に50歳以上の中高年に見られる進行性の疾患で、手足のこわばりといった軽い症状から、最悪の場合は寝たきり状態になることもあります。現代の医学では完治が困難な難病として知られています。『パーキンソン病認知症』という論文には、パーキンソン病の発症には、神経細胞内で立体構造が異常になったα-シヌクレインというタンパク質の凝縮と蓄積が関わっていると述べられています。

私が考えていることは、ATPがβアミロイドタンパク質やα-シヌクレインの変性を防ぐのではないかということです。このアイデアは誰でも考えることです。事実、最近の分子生物学会では同様のアイデアの研究結果が報告されていました。私のアイデアのユニークな点はMAFによって細胞のミトコンドリアを活性化してATP産生を促して、細胞内ATP濃度を上げて、βアミロイドタンパク質やα-シヌクレインの変性を防ぐというものです。

このアイデアは多くの製薬会社に足を運んでアピールしているのですが、なかなか受け入れてくれません。アルツハイマー病やパーキンソン病の専門家でない私のアイデアなどには関心がないようです。しかし、私はあきらめません。協力してくれる企業や研究者に会うまで頑張りたいと思っています。

２つ目の夢は「MAF→ミトコンドリア活性化→精子鞭毛運動の活性化→生殖率の向上」というストーリーです。

私たちは、MAFの精子鞭毛運動に及ぼす影響をウニの精子で調べました。その結果、第５章で紹介したように、MAFはウニ精子の遊泳速度を10％以上加速させることがわかりました。そこでほかの生物の精子に対するMAFの効果を調べなければと思い、マウスの精子に対するMAFの効果を調べました。その結果はあまり芳しいものではありませんでした。なぜでしょう？

ウニの精子はATPの合成をミトコンドリアの酸素呼吸によって行っていました。一方、マウスではATPの産生は細胞質での解糖系で行っています。MAFはミトコンドリアの酸素呼吸を活性化するので、ウニの精子では効果があったのですが、マウス精子では効果が出なかったと考えています。では、ほかの生物の精子に対してMAFは効果を示すのでしょうか？

精子の鞭毛運動のエネルギー源であるATPをミトコンドリアの酸素呼吸によって供給しているか、あるいは解糖系で供給しているかで、MAFの効果は大きく異なります。しかし、ATPの供給源がミトコンドリアであるか、解糖系であるかは微妙です。私が思うに、精子の鞭毛運動に対するMAFの効果は実験してみなければわからないということです。ということで、今後も実験のチャンスを見つけたいと思います。

ヒトの男性不妊の原因は精子の数が少ない場合と精子の運動能力が低い場合があります。MAF がもしヒトの精子の運動速度を上げることができれば、男性不妊の改善に貢献できるのではと、まさに夢のようなことを考えています。

一方、ブタやウマの精子はミトコンドリアの酸素呼吸で生産される ATP をエネルギー源にしているとのことなので、MAF はブタやウマの精子の運動速度を上げるかもしれません。この問題はじっくり構えて、解決していきたいと思います。

「MAF はどういった形で商品展開するのか？」

MAF の説明をするたびに、紅茶を何杯飲めば効果が出るのかという質問をもらいます。カーブスジャパンと行ったヒト介入試験では、１日１ g の MAF を摂取してもらい、生活体力年齢が 1.5 歳若返ることがわかりました。ヒトで１日当たり必要な MAF の最低量は調べていませんのでわかりませんが、１日１ g として計算してみましょう。

第 4 章で E80 について説明しました。30 g の紅茶茶葉から、E80 は約 3 g 抽出できます。E80 のなかに MAF は 25％含まれています。したがって、30 g の茶葉から、0.75 g の MAF が抽出できたわけです。１日１ g の MAF を摂取するためには、40 g の茶葉から紅茶を抽出する必要があります。ティーバックには茶葉2.5　gが入っていますので、ティーバックで16杯の紅茶を入れて飲む必要があります。1杯の紅茶は200 mlですから、何と紅茶を3.2ℓも飲まなければなりません。これはとても不可能です。したがって、合成したMAFを使って、MAFを十分量含む製品をつくらなければなりません。ではどんな製品をつくるべきでしょうか？

ヒト介入試験では、被験者の方々にMAF入りのカプセルを飲んでもらいました。なぜ、カプセルで飲んでもらったかというと、MAFは水に溶けにくい性質があるからです。MAFを含む飲料の開発は難しいので、MAF入り固形食品か、MAFの粉末入りカプセルが選択肢に残ります。

MAFの味は紅茶の渋味そのものです。この渋味をどう処理するかが課題です。MAFは長期保存が可能で、熱にも強い性質を持っています。最近は抹茶が人気で、和菓子、洋菓子、料理の素材として広く使われています。私はMAFも抹茶と同じように多くの食品に使用できるのではないかと考えています。

私の朝はティーポットでたっぷり入れたおいしい紅茶を飲むことから始まります。大学には500 mlの保温ボトル2本を持参し、仕事の合間に飲んでいます。日によってストレートティー、レモンティー、ミルクティーを楽しんでいます。紅茶を飲むひと時はリラックスして考えを巡らすことができます。体に吸収されたMAFが私の健康の一端を担っていると考えると、紅茶は愛すべき飲み物だと思います。いつかMAF入りのスイーツと共にティータイムを過ごすことができればと将来を夢見ています。

コラム：科学研究費補助金への申請書作成

ここで科学研究費補助金の申請書作成について、以下の３つの項目に絞って説明いたします。

１番目は「目的、研究者の自覚、質の保証」です。この項目にどのようなことを書くべきか科学研究費補助金公募要領の中に詳しくまとめられています。科学研究の基本が述べられていますので以下に引用します。私が重要だと思うところに傍線を引きました。

1．科研費は、研究者個人の独創的・先駆的な研究に対する助成を行うことを目的とした競争的資金制度ですので、研究計画調書の内容は応募する研究者独自のものでなければなりません。研究計画調書の作成に当たっては、他人の研究内容の剽窃、盗用は行ってはならないことであり、応募する研究者におかれては、研究者倫理を遵守することが求められます。

2．科研費による研究は、研究者の自覚と責任において実施するものです。そのため、研究の実施や研究成果の公表等については、国の要請等に基づくものではなく、その研究成果に関する見解や責任は、研究者個人に帰属します。

1の前半で、研究者個人の独創的・先駆的な研究に対して助成することを明記し、後半で研究者倫理遵守をうたっています。2では研究の責任は個人に帰属することを明記しています。まさに、研究者としての心構えが書かれています。

2番目は「応募の資格」です。これも公募要領から〈要件〉を引用します。

1．当該研究機関の研究活動を行うことを職務に含む者として、所属する者（有給・無給、常勤・非常勤、フルタイム・パートタイムの別を問わない。また、研究活動そのものを主たる職務とすることを要しない）であること

2．当該研究機関の研究活動に実際に従事していること（研究の補助のみに従事している場合は除く）

3．大学院生等の学生でないこと（ただし、所属する研究機関において研究活動を行うことを本務とする職に就いている者〈例：大学教員や企業等の研究者など〉で、学生の身分も有する場合を除く）

上記のように「応募の資格」は対象の研究機関で研究活動に従事している者で、学生を除くと明

記されています。私が感心したのは「有給・無給、常勤・非常勤、フルタイム・パートタイムの別を問わない」という点です。

3番目は「申請書の書式」についてです。

科学研究費の申請書の内容はどうなっているのかを、昨年私が申請した基盤研究Cを例にして簡単に紹介します。基盤研究Cの申請書の書式は以下の4つから構成されています。

1．研究目的、研究方法など

この欄では、研究の目的と方法を「概要」と「本文」にまとめます。「本文」では、最初に研究の学問的な背景と研究の核心である学問的「問い」について記述します。次に研究の目的と学問的な独自性と創造性について、最後に研究で何をどのようにどこまで明らかにするかを具体的かつ明確に記述します。この欄は審査員の評価を左右する申請書の核心です。申請者が最も力を入れる部分です。

2．研究の着想に至った経緯など

この欄では、申請者が研究の着想に至った経緯と研究の準備状況を記載します。また、関連する研究の世界的な研究動向を示し、申請者の研究の世界における位置づけを具体的に明記します。例えば、自分たちの研究が世界の研究をリードするとか、世界の研究の流れを変える画期的研究であるとか、アピールするわけです。

3．応募者の研究遂行能力及び研究環境

この欄では、申請者が研究計画を遂行する能力があることを、これまでの研究活動、研究実績、そして研究環境の3点について具体的に述べます。最初の2つは研究者の研究能力を示すものです。これまでの研究活動で研究の準備が十分であることをアピールします。研究実績では、申請する研究に関係する論文一覧を示し、研究者の実力、研究遂行能力が十分であることをアピールします。最後に研究環境が充実していることを示すために、既存の研究施設と設備を明記します。

4．人権の保護及び法令等の遵守への対応

個人情報や生命倫理に配慮する内容が含まれている場合は、講じる対策と措置を記述します。例えば、ヒト遺伝子解析研究、遺伝子組み換え実験、動物実験など、研究機関の倫理委員会等における承認手続きが必要な場合は、承認を受けた旨明記します。

研究者にとって科学研究費の申請書を書く、9月から10月は勝負のときです。私は大学を定年退職した後も研究を続けることができます。なぜならば、科学研究費が採択されたからです。研究を続けるためには、何としても科学研究費を獲得しなければなりません。

おわりに

私たちのMAF研究は今年で23年目になります。この本を書きながら振り返ってみると、この研究は学生諸君の力によるところが多かったということです。彼らのモチベーションの高さがこの研究の原動力になり、彼らの優れた観察眼から、新しいアイデアが生み出され、思わぬ方向に研究が進みました。

門外漢の私を支えてくれた小澤哲夫先生と原征彦氏の経験と技術、そして素晴らしい洞察力はこの研究を大きな発展に導いてくれました。ミトコンドリアの専門家である中田和人教授の大胆な提案は、この研究の扉を開いたと言っても過言ではありません。

2型糖尿病や脂肪肝に目が向いていた私を筋肉の世界に導いてくださった武政徹教授と武政研究室のスタッフにも心から感謝します。筑波大学の得意分野であるスポーツにおけるMAFの可能性は、さらに大きな発展を約束してくれるでしょう。ヒト介入試験では、生活体力年齢という新しい指標でMAFを評価することができました。生活体力年齢の分野で学会をリードしておられる田中喜代次先生と、この研究でご一緒できたことは本当に幸運でした。

MAFの実用化、商品化では筑波大学の国際連携本部の技術移転マネージャーの方々にいろいろお世話になりました。はじめの頃は林さんにとてもお世話になりました。最近は永井明彦さんに何から何までお願いしています。永井さんは現実的な判断で的確な指摘をしてくださり、私は本当に助かっております。

MAFの２型糖尿病モデルマウスに対する効果やマウスの筋持久力向上、筋肥大に関する研究は、筑波大学の学内プロジェクトの援助だけではなく、三井農林株式会社からの奨学寄付金（2005～2008年）、科学技術振興機構（JST）の静岡県・静岡市地域結集型研究開発プログラム「静岡発　世界を結ぶ新世代茶飲料と素材の開発」からの研究資金で進めることができました。ここに、心からお礼申し上げます。

私の文章を読んで、的確な指摘をしてくださった株式会社幻冬舎ルネッサンス新社企画編集部の皆様にも心からお礼を申し上げます。

最後に、私の難解な文章について、忌憚ない批判をし、かつわかりやすく直してくれた、優秀な教師である最愛の妻に深く感謝いたします。

令和３年春

参考文献

『テトラヒメナのミトコンドリア内の繊維状含有物は14-nm繊維タンパク質でもあるクエン酸合成酵素を含む』 *Tetrahymena* Intramitochondrial Filamentous Inclusion Contain 14-nm Filament Protein/Citrate Synthase, Osamu Numata、Tomoyoshi Yasuda、Yoshio Watanabe, Experimental Cell Research, 218, 123-131, 1995年

『ウーロン茶と紅茶の高分子量ポリフェノール：その精製と性質、そしてミトコンドリアの膜電位上昇における役割』 High-Molecular-Weight Polyphenols from Oolong Tea and Black Tea: Purification, Some Properties, and Role in Increasing Mitochondrial Membrane Potential, Takashi Fujihara, Akiko Nakagawa-Izumi, Tetsuo Ozawa, Osamu Numata, Biosci. Biotechnol. Biochem., 71, (3), 711-719, 2007年

『ノーベル賞に二度も輝いた不思議な生物　テトラヒメナの魅力』沼田治、慶應義塾大学出版会、2018年

『細胞から若返る！テロメア・エフェクト　健康長寿のための最強プログラム』エリザベス・ブラックバーン、エリッサ・エペル、訳：森内薫、NHK出版、2017年

『紅茶とウーロン茶由来の高分子量ポリフェノール（ミトコンドリア活性化因子）のミトコンドリアの機能に対する効果』 Effects of High-molecular-weight Polyphenol (Mitochondria Activation Factor) Derived from Black Tea and Oolong Tea on Mitochondria Function, Osamu Numata, Chapter 23, 191-199, Health Benefits of Green Tea: An Evidence-based Approach, eds Y. Hara et al.、CAB International, 2017.

『ミトコンドリア・ミステリー　驚くべき細胞小器官のはたらき』林純一、講談社、2002年

『生命系の理工学基礎　生化学　ミトコンドリアとは　構造や機能を分かりやす

く解説』
https://rikei-jouhou.com/mitochondria/

『紅茶高分子量ポリフェノールはAMPKとGLUT4の間の関係を介して運動トレーニングによる筋持久力の改善を促進する』Black Tea High-Molecular-Weight Polyphenol Stimulates Exercise Training-Induced Improvement of Endurance Capacity in Mouse via the Link between AMPK and GLUT4, Tomoaki Eguchi, Chiaki Kumagai, Takashi Fujihara, Thoru Takemasa, Tetsuo Ozawa, Osamu Numata、PLOS ONE, Vol.8, No.7, e69480, www.plosone.org, 2013

『石井直方の筋肉の科学』 石井直方、ベースボール・マガジン社、2017年

『茶葉由来高分子ポリフェノール摂取が運動習慣のある中高齢女性の生活体力年齢に及ぼす影響:ランダム化比較試験』 武田純平、田中喜代次、麻見直美、沼田治、笹井浩行、武政徹、体力科学、第70巻、第3号、2021年

『高齢男性における体力年齢推定式の提案』 藪下典子、田中和利、酒井智明、中村容一、田中喜代治、民族衛生 第70巻 第5号 196-206、2004年

『体力とは』健康長寿ネット - 公益財団法人 長寿科学振興財団
https://www.tyojyu.or.jp/net/kenkou-tyoju/undou-kiso/tairyoku.html

『介護をするうえで知っておきたいADL（日常生活動作）の基礎知識』介護のコラム
https://www.sagasix.jp/column/care/adl/

『テトラヒメナを利用したミトコンドリア活性化因子（MAF）探索』原生生物フロンティア その生物学と工学 洲崎敏伸編 第4章、57-70、化学同人、2014年

『NAFLD/NASH診療戦略2020～ガイドラインからパイプラインまで～』角田圭雄、明日の臨床、31巻、1号、1-12、2019年

『紅茶高分子ポリフェノールを多量に含む分画はマウスを用いた代償性過負荷実験において筋肥大を促進する』 Black Tea High-Molecular-Weight Polyphenol-Rich Fraction Promotes Hypertrophy during Functional Overload in Mice、Yuki Aoki, Tetsuo Ozawa, Tohru Takemasa, Osamu Numata, Molecules 2017, 22, 548; doi:10.3390/molecules22040548

『ポリフェノールパラドックス　生体利用性と機能性の矛盾』越阪部奈緒美、化学と生物、54 巻、10 号、726-731、2016 年、日本農芸化学会

『野菜フラボノイドの生体利用性と抗酸化活性』 東敬子、室田佳恵子、寺尾純二、ビタミン、80 巻、8 号、403-410, 2006 年

『ポリフェノールの機能性』小瀬木一真、山田千佳子、和泉秀彦、名古屋栄養科学雑誌、1 号、1-7、2015 年

『カテキンの効果・作用』日本カテキン学会
http://www.catechin-society.com/effect.html

『漢方生薬含有機能性フラボノイド“ケルセチン”の血管薬理作用』西田清一郎、土田勝晴、佐藤廣康、日本薬理学雑誌、146 巻、 3 号、140-143、2015 年

『大豆及び大豆イソフラボンに関するＱ＆Ａ』内閣府食品安全委員会事務局（平成 18 年 5 月 16 日更新）
http://www.fsc.go.jp/sonota/daizu_isoflavone.html#4

『アントシアニン -「健康食品」の安全性・有効性情報』（国立健康・栄養研究所）更新 2018/05/28。2018 年 9 月 24 日閲覧
https://hfnet.nibiohn.go.jp/contents/detail711.html

『コーヒー豆由来クロロゲン酸摂取が冷水負荷後の末梢部皮膚温および皮膚血流に及ぼす効果—プラセボ対照ランダム化二重盲検クロスオーバー群間比較試験—』 野村知子、天野（吉田）恭子、中島幸範、高妻和哉、須摩茜、樋口和彦、杉山義宣、西村直記、日本生気象学会雑誌、56 巻、 2 号、89-99、2019 年

『クルクミン -「健康食品」の安全性・有効性情報』（国立健康・栄養研究所）2016 年 8 月 3 日閲覧
https://hfnet.nibiohn.go.jp/contents/detail544.html

『天然ナノ分子タンニン その構造 と機能』吉田隆志、波多野力、伊東秀之、有機合成化学協会誌、62 巻、5 号、500-507、2004 年

『紅茶高分子量ポリフェノールはミトコンドリアの酸素呼吸を活性化してウニ精子の運動を早くする』Black Tea High-Molecular-Weight Polyphenol Increases the Motility of Sea Urchin Sperm by Activating Mitochondrial Respiration, Ayako Kikuchi, Kogiku Shiba, Tetsuo Ozawa, Kentaro Nakano, Kazuo Inaba, Osamu Numata, Biosci. Biotechnol. Biochem., Vol.76, No.12, 2321-2324, 2012

『太古からの 9 + 2 構造　繊毛のふしぎ』 神谷律、岩波書店、2012 年

『介護予防とフレイル』鈴木隆雄　アンチ・エイジング医学、2016 年

『平成 29 年（2017）人口動態統計（確定数）の概況』厚生労働省、2018 年
https://www.mhlw.go.jp/toukei/saikin/hw/jinkou/kakutei17/index.html

『ＡＴＰは細胞のなかのタンパク質の変性を防ぐ』 ATP as a biological hydrotrope, Patel et al., Science 356, 753–756(2017)

『パーキンソン病認知症』 Parkinson's disease dementia: convergence of α-synuclein, tau and amyloid-β pathologies, Irwin,D.J., Lee,V.M.-Y., Trojanowski, J. Q., Nat. Rev. Neurosci. 14, 626–36 (2013).

著者紹介

沼田治（ぬまた　おさむ）

1952年東京都生まれ。1971年湘南高校卒業。1975年東京教育大学理学部生物学科卒業。1977年同大学院修士課程理学研究科動物学専攻修了。1980年筑波大学大学院博士課程生物科学研究科生物物理化学専攻単位取得退学。理学博士（筑波大学）。筑波大学、上越教育大学などを経て、2001年筑波大学生物科学系教授、2018年定年退職。専門は細胞生物学。

幻冬舎ルネッサンス新書 223

誰《だれ》も知《し》らない紅茶《こうちゃ》の秘密《ひみつ》

2021年4月15日　第1刷発行

著　者　　沼田治
発行人　　久保田貴幸

発行元　　株式会社 幻冬舎メディアコンサルティング
〒151-0051　東京都渋谷区千駄ヶ谷4-9-7
電話　03-5411-6440（編集）

発売元　　株式会社 幻冬舎
〒151-0051　東京都渋谷区千駄ヶ谷4-9-7
電話　03-5411-6222（営業）

ブックデザイン　田島照久

印刷・製本　中央精版印刷株式会社

検印廃止
©OSAMU NUMATA, GENTOSHA MEDIA CONSULTING 2021
Printed in Japan
ISBN978-4-344-93386-6 C0245
幻冬舎メディアコンサルティングHP
http://www.gentosha-mc.com/

※落丁本、乱丁本は購入書店を明記のうえ、小社宛にお送りください。
送料小社負担にてお取替えいたします。
※本書の一部あるいは全部を、著作者の承諾を得ずに無断で複写・
複製することは禁じられています。
定価はカバーに表示してあります。